Bernd Kohler

Endoskopische Dopplersonographie

Technik · Indikationen · Ergebnisse

Geleitwort von J. F. Riemann

Mit 46 Abbildungen

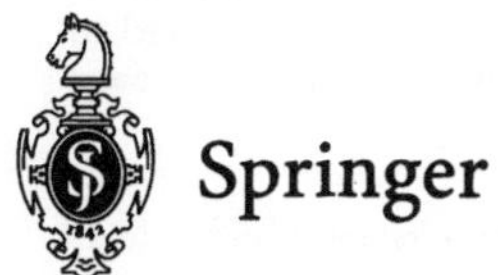
Springer

Priv.-Doz. Dr. Bernd Kohler

Klinikum der Stadt Ludwigshafen
Medizinische Klinik C
Gastroenterologie und Hepatologie

Neue Anschrift:
Evangelisches Krankenhaus, Abteilung Innere Medizin
Paul Zipp Str. 171, 35398 Gießen

ISBN 978-3-540-58774-3 ISBN 978-3-642-79448-3 (eBook)
DOI 10.1007/978-3-642-79448-3

Die Deutsche Bibliothek - CIP-Einheitsaufnahme

Kohler, Bernd Max: Endoskopische Dopplersonographie : Technik, Indikationen, Ergebnisse / Bernd Max Kohler - Berlin; Hong Kong; Barcelona; Budapest: Springer, 1995

Satz: Mitterweger GmbH, Plankstadt
SPIN 10124610 23/3130-543210 Gedruckt auf säurefreiem Papier

"If more accurate diagnosis does not lead to better management, surely the management must be wrong."

(P. B. Cotton 1977)

Geleitwort

Die akute obere gastrointestinale Blutung gehört zu den lebensbedrohlichen Notfallsituationen, die einer sofortigen Diagnostik und Therapie bedürfen. Es ist gesichert, daß die Endoskopie dabei die entscheidende Rolle spielt. Blutungsaktivität, Lokalisation der Blutungsquelle und Ausmaß der Blutung lassen sich so im Kontext mit klinischen Parametern einwandfrei feststellen. Die aktive Blutung zwingt zu sofortigem Handeln; hier gehen Diagnose und Therapie Hand in Hand. Der Nachweis eines Gefäßstumpfes auf einer peptischen Läsion und die daraus folgenden klinischen Konsequenzen sind jedoch bisher Gegenstand kontroverser Diskussionen. Für den Gefäßstumpf sind in der Literatur Rezidivblutungsraten zwischen 5 und 50 % angegeben. Diese Schwankungsbreite resultiert aus der Unsicherheit darüber, was sich wirklich hinter einem Gefäßstumpf verbirgt. Die zentrale Frage ist, ob ein blutungsgefährdetes Gefäß vorliegt oder nicht. Mit der Einführung des endoskopischen Dopplers in die Diagnostik und Verlaufskontrolle derartiger Läsionen hat sich die Objektivierbarkeit des „visible vessel" und damit der Nachweis seiner Bedrohlichkeit entscheidend geändert. Verschiedene Arbeitsgruppen haben inzwischen die Ludwigshafener Ergebnisse bestätigt und belegen, daß es entscheidend auf die Qualität des Doppler-Signals ankommt. Für die klinische Praxis ist wichtig, daß ein positives Signal Behandlungskonsequenzen nach sich zieht, während bei einem doppler-negativen Befund durchaus ein Abwarten angezeigt ist. Die differenzierte Therapie ist vor dem Hintergrund der Tatsache von Bedeutung, daß die heutige gebräuchliche Sklerosierungsbehandlung durchaus Risiken wie das einer ischämischen Nekrose des Umgebungsareals zur Folge haben kann.

Mein Mitarbeiter und leitender Oberarzt, Herr Priv.-Doz. Dr. Bernd Kohler, hat in jahrelanger klinischer Anwendung die Rolle dieses Zusatzinstrumentariums entwickelt und geprüft, seine Wertigkeit bei der gastrointestinalen Blutung untersucht und letztlich in einer inzwischen auch prospektiven Studie feststellen können, daß die begleitende Doppler-Untersuchung peptischer Läsionen vom Typ Forrest II und III einen entscheidenden Einfluß auf die therapeutische Strategie hat. Waren Skeptiker der Methode bisher nicht davon zu überzeugen, daß diese einfache Zusatzdiagnostik einen Gewinn bringt, so belegt dieses Buch mit seinen klaren Ergebnissen und einer langjährigen Erfahrung, daß die endoskopische Doppler-Sonographie wohl doch ein inzwischen unverzichtbarer Bestandteil in der Diagnostik und Therapiekontrolle der gastrointestinalen Blutung sein wird. Sie kann nicht zuletzt als ein Qualitätsindikator für eine erfolgreiche endoskopische Injektions- oder anderweitige Behandlung angesehen werden. Darüber hinaus findet der Doppler seinen Einsatz noch in zahlreichen anderen Indikationsbereichen wie dem Nachweis von Angiodysplasien im Verdauungstrakt, der Flußrate bei Ösophagus- und Fundusvarizen, der Klärung submuköser Prozesse auf ihre Gefäßaktivität etc. So lassen sich mit dem Doppler darüber hinaus noch zahlreiche wertvolle Zusatzinformationen gewinnen.

Herr Kohler hat mit seiner beharrlichen Arbeit nicht nur gezeigt, daß diese Technik keine Spielerei, sondern äußerst nützlich ist. Er hat auch mit seiner Arbeit die Tradition meiner alten Erlanger Schule fortgesetzt, sich konsequent einem endoskopisch wichtigen Problem zuzuwenden und einer Lösung zuzuführen, und dabei auch allen denen einen Dienst erwiesen, die sich an außeruniversitären Einrichtungen intensiv und konsequent mit einer Materie klinisch-wissenschaftlich auseinandersetzen. Das Buch ist übersichtlich und klar gegliedert und spiegelt die große Erfahrung des Autors wieder. Ich wünsche ihm eine weite Verbreitung, damit es unsere Ludwigshafener Überzeugung weiterträgt, daß der endoskopische Doppler nicht mehr nur eine exotische Außenseitermethode ist, sondern sich in der klinischen Routine bewährt hat.

Ludwigshafen,
im Dezember 1994 Prof. Dr. med. J. F. Riemann

Vorwort

Das vorliegende Buch soll eine neuartige Methode - die endoskopische Dopplersonographie - vorstellen und deren Bedeutung für die diagnostische und therapeutische Endoskopie des Gastrointestinaltrakts anhand von experimentellen und klinischen Studien demonstrieren.

Breiten Raum nimmt hierbei, als wichtigste Indikation des endoskopischen Dopplers, die Therapie der akuten Ulkusblutung ein. Als Zusatzinstrument der endoskopischen Untersuchung erleichtert der Doppler, Risikoläsionen exakter zu erfassen und damit notwendige Therapieschritte zu objektivieren. Weiterhin wird versucht, die klinische Bedeutung des Dopplers zur Beurteilung von Ösophagus- bzw. Magenvarizen vor und nach Sklerotherapie und im Vergleich mit anderen Methoden darzustellen. Komplettiert durch Fallbeispiele sowie eine Literaturübersicht über seltene Dopplermöglichkeiten wie die Angiodysplasien, die endoskopische Polypektomie bzw. Papillotomie sowie die Hämorrhoidensklerosierung wird das gesamte Spektrum der bisher evaluierten Dopplerindikationen beschrieben.

Diese Monographie soll primär endoskopisch tätige Klinikärzte sowie niedergelassene Kollegen in gastroenterologischen Schwerpunktpraxen ansprechen. Es wäre schön, wenn die dargestellten Indikationsbeispiele und Ergebnisse den interessierten Leser und begeisterten Endoskopiker motivieren würden, weitere praktische und wissenschaftliche Fragestellungen aufzugreifen.

Diese Arbeit wäre ohne die Mitwirkung vieler Kollegen und Mitarbeiter der Medizinischen Klinik C in Ludwigshafen kaum möglich gewesen. Stellvertretend darf ich hier einige wenige namentlich erwähnen.

Mein Dank gilt an erster Stelle meinem gastroenterologischen Lehrer, Herrn Prof. Dr. J. F. Riemann. Durch seine motivierende Unterstützung und konstruktive Kritik trug er im besonderen zum Gelingen dieser klinischen Untersuchung bei.

Gleichfalls möchte ich mich bei den Schwestern unserer Endoskopieabteilung für ihren engagierten Einsatz zu allen Tages- und Nachtzeiten bedanken.

Frau U. Siefert danke ich für ihre wertvolle Mitarbeit bei der Herstellung des Manuskripts, ebenso Herrn Dr. Bachor für die graphische Darstellung der Abbildungen.

Gedankt sei darüber hinaus der Firma DWL für die gemeinsame langjährige Zusammenarbeit sowie ihre Bereitschaft, praktische endoskopisch-dopplersonographische Probleme technisch zu lösen.

Abschließend möchte ich mich beim Springer-Verlag, insbesondere bei Herrn Dr. Gebhardt, für die Anregungen und hilfreiche Unterstützung bei der Realisierung des Buches bedanken.

Ludwigshafen,
im Dezember 1994 B. Kohler

Inhaltsverzeichnis

1 Dopplertechnik

1.1 Dopplereffekt, mathematisch-physikalische Bedingungen

Christian Doppler war Physiker und Mathematiker und lebte zu Beginn des 19. Jahrhunderts. Sein berühmter Vortrag „Über das farbige Licht der Doppelsterne und einiger Gestirne des Himmels“, den er am 25. Mai 1842 in Prag vor der Königlich Böhmischen Gesellschaft der Wissenschaften hielt, stellte einen Grundpfeiler der modernen Astrophysik dar und war Voraussetzung für das Verständnis und die Erforschung des Universums.

Kern des nach ihm benannten Dopplereffektes ist die Beobachtung, daß die Frequenz von Schall oder Licht von der Relativbewegung zwischen Sender und Beobachter abhängt. Bewegt sich ein Wellenerreger mit gleichförmiger Geschwindigkeit zu (von) einem ruhenden Beobachter hin (fort), so stellt dieser eine höhere (niedrigere) Frequenz, also eine Abnahme (Zunahme) der Wellenlänge fest gegenüber den Verhältnissen bei ruhendem Erreger [5].

Optisch äußert sich der Dopplereffekt durch eine Verschiebung der Spektrallinien. Die gemessene Rotverschiebung des Lichts, das von den Gestirnen auf die Erde kommt, läßt darauf schließen, daß das Weltall sich ausdehnt.

Das Dopplerprinzip soll kurz an dem, schon von Doppler vorgestellten, Kreiswellendiagramm erläutert werden (Abb. 1.1).

Eine stationäre Schallquelle gibt in alle Richtungen einen identischen Ton ab. Die Schallwellen werden unabhängig von der Position des Zuhörers mit der gleichen Frequenz, die sich umgekehrt proportional

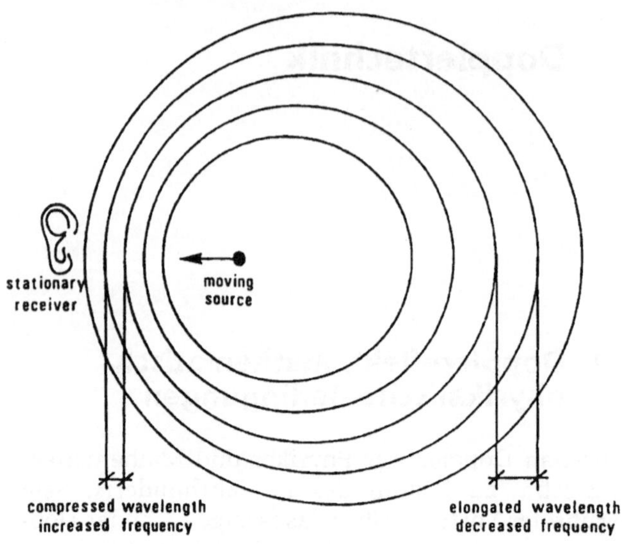

Abb. 1.1. „Kreislaufwellendiagramm" zur Veranschaulichung des Dopplereffektes. (Aus [8])

zur Wellenlänge verhält, empfangen. Bewegt sich dann die Schallquelle mit der Geschwindigkeit v auf den Zuhörer links zu, so nimmt dieser eine höhere Frequenz wahr, als der Beobachter auf der rechten Seite. Die Wellenlängen links sind kürzer und der Ton klingt höher als auf der rechten Seite.

Ähnlich funktioniert der Dopplereffekt bei der Messung der Blutflußrichtung und -geschwindigkeit. Die sich bewegenden Erythrozyten reflektieren den von der Dopplersonde ausgesandten Schall, und aus der Differenz zwischen der emittierten und empfangenen Frequenz, der Dopplerfrequenzverschiebung bzw. der Doppler-Shift, errechnet sich die Strömungsgeschwindigkeit.

Die Formel für die Dopplerfrequenzverschiebung lautet:

$$\Delta f = 2 \cdot f_0 \cdot \frac{V \cdot \cos \alpha}{c} \tag{1}$$

Daraus ergibt sich für die Blutflußgeschwindigkeit:

$$V = \frac{\Delta f \cdot c}{2 \cdot f_0 \cdot \cos \alpha} \tag{2}$$

Δf Dopplerfrequenzverschiebung (Doppler-Shift),
V Blutflußgeschwindigkeit

f_0 Ultraschallsenderfrequenz,
α Winkel zwischen Ultraschallstrahl und Blutstrom,
c Schallgeschwindigkeit im Blut (1540 m/s).

Aus dieser einfachen Formel lassen sich 3 praktisch bedeutende Informationen ableiten:

- Da der Quotient aus

  $$\frac{2 \cdot f_0 \cdot \cos \alpha}{c}$$

  konstant zu halten ist, gilt:

  $$\Delta f \sim V$$

  d.h. der Doppler-Shift ist direkt proportional zur Blutflußgeschwindigkeit.
- Der Doppler-Shift ist direkt abhängig von der Cosinusfunktion des Winkels zwischen Ultraschallstrahl und Blutstrom. Je größer dieser Winkel ist, umso kleiner wird Δf, bzw. umso größer wird der Meßfehler. Wie aus Abb. 1.2 hervorgeht, liegt der Fehler bei einem Winkel von 30° noch bei akzeptablen 13 %. Bei Blutflußmessungen sollte ein Winkel von maximal 30° nicht überschritten werden. Diese Bedingung gilt besonders für Messungen an Ösophagus- und Magenvarizen.
- Der Doppler-Shift hängt bei identischer Blutflußgeschwindigkeit von der emittierten Ultraschallfrequenz ab. Niedrigere Geschwindigkeiten sind durch höherfrequente Schallköpfe exakter zu differenzieren (Abb. 1.3). Der z.T. geringe Flow in den Varizen kann nur durch hochfrequente Piezoelemente registriert werden.

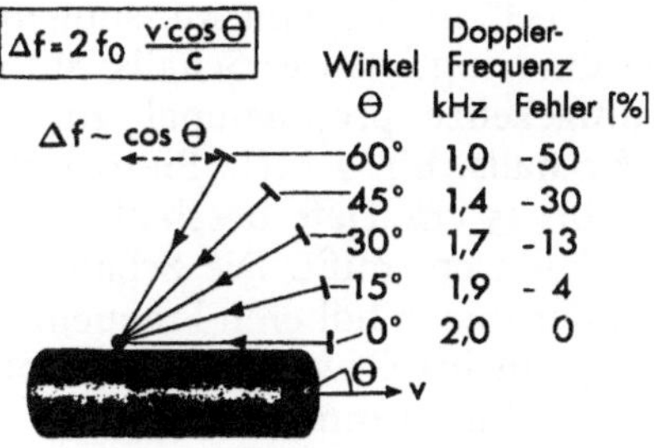

Abb. 1.2. Beziehung zwischen Doppler-Shift und eingestelltem Winkel (Aus [3])

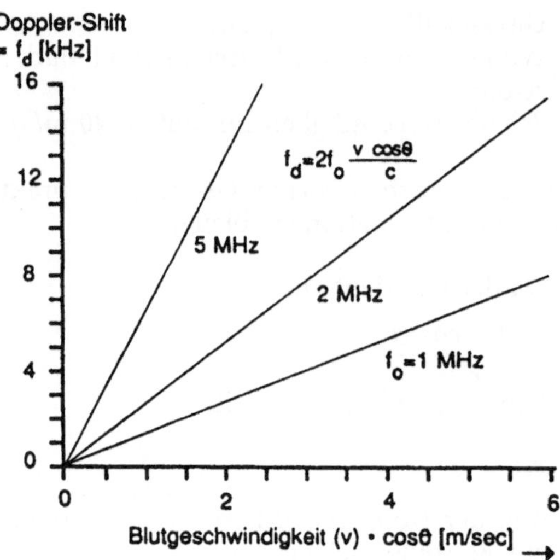

Abb. 1.3. Abhängigkeit der Doppler-Shift von der Sendefrequenz (Aus [6])

In der Diagnostik werden im wesentlichen 2 unterschiedlich arbeitende Dopplersysteme eingesetzt.

Zum einen das sog. CW-oder Continuous-wave-Verfahren, bei welchem im Transducer 2 kontinuierlich arbeitende Piezokristalle integriert sind. Das eine sendet dauernd Schallwellen aus, die von bewegten Teilchen (Erythrozyten) aus einer nicht bekannten Tiefe reflektiert und vom zweiten gleichfalls immer empfangsbereiten Schallwandler aufgenommen werden. Mit diesem System gelingt die genaue Geschwindigkeitsmessung, insbesondere können auch hohe Geschwindigkeiten beurteilt werden. Eine Tiefenlokalisation des Gefäßes bzw. eine Differenzierung von übereinanderliegenden Gefäßen ist jedoch nicht möglich (Abb. 1.4).

Ein weiterer Nachteil ist der frequenzabhängige, direkt im Bereich der Auflagefläche der Sonde gelegene „tote Winkel“, in dem eine Messung nicht möglich ist. Die Eindringtiefe des Schalls ist, wie schon erwähnt, umgekehrt proportional zur Sendefrequenz des Kristalls. Ein 2 MHz Piezoelement kann das Gewebe bis 15 cm Tiefe beschallen, wobei hier der tote Winkel 3 cm mißt. Die Schallwellen eines Kristalls mit der 10fach höheren Frequenz (20 MHz) dringt nur 1,5 cm ins Gewebe ein, der tote Winkel beträgt hier maximal 1 mm (Abb. 1.5).

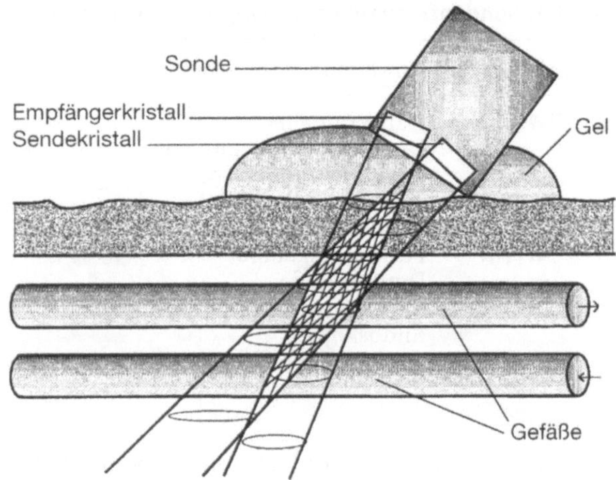

Abb. 1.4. Funktionsweise: CW-Doppler

Unabhängig von diesen durch die Dopplerfunktionsweise bedingten Nachteilen gilt, wie beim konventionellen Ultraschall: je höher die Ausgangsfrequenz, um so höher ist die Absorption und damit um so geringer die Eindringtiefe. Die Eindringtiefe des emittierten Schalls ist umgekehrt proportional zur Sendefrequenz. Aufgrund dieser inversen Beziehung ergeben sich für den Doppler frequenzabhängige Anwendungsbereiche (Tabelle 1.1).

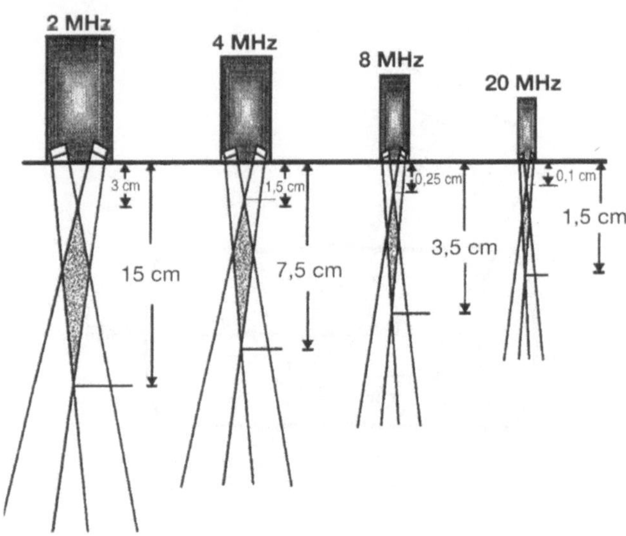

Abb. 1.5. Beziehung zwischen Ultraschallfrequenz und Eindringtiefe

Tabelle 1.1. Sondenfrequenzen im Doppler-Ultraschall

Sondenfrequenzen	Anwendungsbereiche
2 MHz PW	transkranielle Doppleruntersuchungen fetale Herzgeräusche
4 MHz CW/PW	extrakranielle Gefäße Gefäßdiagnostik an Extremitäten
8 MHz CW/PW	Periorbitalgefäße Digitalgefäße
20 MHz PW	intraoperative Untersuchungen Endoskopie

Die Nachteile der cw-Dopplermessung sind durch das neuere gepulste Dopplersystem behoben ("pulsed wave", PW).

Die Dopplersonde enthält nur noch einen Kristall, der alternierend als Sender und Empfänger arbeitet. Das Prinzip besteht darin, nur einen einzelnen Impuls (Burst) auszusenden, der in einer definierten Tiefe reflektiert werden muß, um zu einer bestimmten Zeit, in der das Kristall als Empfänger fungiert, registriert zu werden. Die Zeitdifferenz zwischen Sendetor und Empfangstor (Gate) verhält sich proportional zur Meßtiefe im Körper (Abb. 1.6).

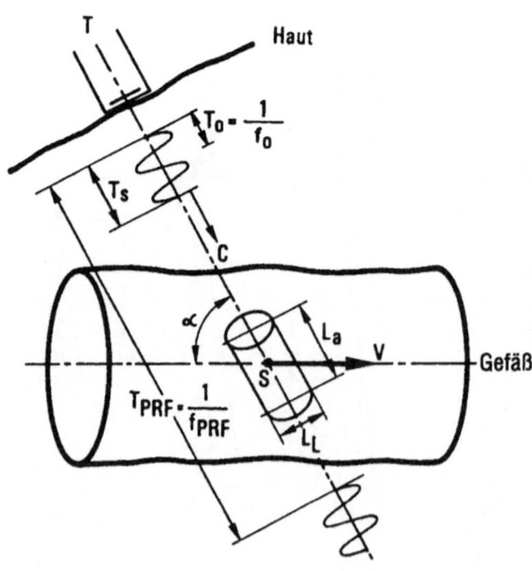

Abb. 1.6. Gepulster Doppler: physikalische Größen. *T* Transducer, f_o Sendefrequenz (MHz), T_s Sendepulslänge (μ), f_{PRF} Pulsrepetitionsfrequenz (KHz), *c* Schallgewindigkeit im biologischen Medium (m/s), ξ Einstrahlwinkel, *S* Sample volume, L_a axiale Länge (mm), L_L laterale Länge (mm), *V* Blutflußgeschwindigkeit (cm/s). (Aus [11])

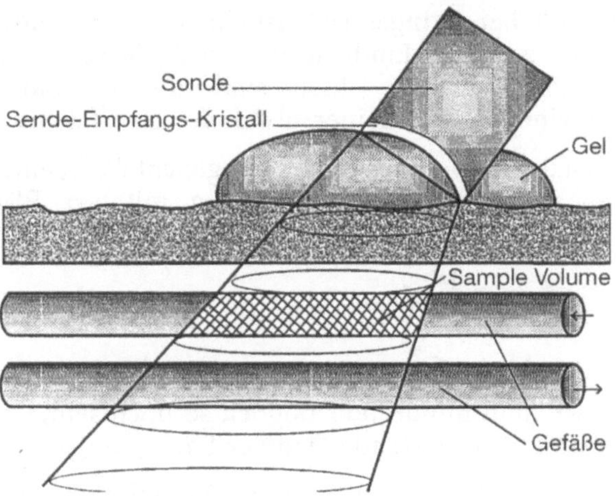

Abb. 1.7. Funktionsweise: gepulster Doppler (PW)

Durch Veränderungen der Pulsaussendefrequenz bzw. der Pulsrepetitionsfrequenz (PRF) ist eine exakte Festlegung der Eindringtiefe des Meßvolumens ("sample-volume") möglich. Nur mit dieser Technik gelingt die genaue Diskriminierung von 2 übereinanderliegenden Gefäßen und damit die sichere Tiefenlokalisation des interessierenden Areals (Abb. 1.7).

Die maximal mögliche Pulsrepetitionsfrequenz ist durch folgende Formel definiert:

$$f_{PRF} = \frac{c}{2x} \quad (3)$$

Diese mathematische Bezeichnung leitet sich aus der Standardformel

$$c = \lambda \cdot v$$

ab, wobei in diesem Fall

$$\lambda = 2 \cdot x$$

$$\Rightarrow c = 2 \cdot x \cdot v$$

$$\Rightarrow \frac{c}{2x} = v$$

f_{PRF} max. Pulsrepetitionsfrequenz,
c Schallgeschwindigkeit,
x Eindringtiefe,
λ Wellenlänge,
v Frequenz.

Das heißt, bei geringer Tiefe ist eine hohe PRF möglich, bei größerer Eindringtiefe wird die verwendbare PRF geringer, hier sind die meßbaren Geschwindigkeiten kleiner, als an der Oberfläche.

Die maximale Doppler-Shift steht gleichfalls in einer festen mathematischen Bedingung mit der PRF (Nyquist-Theorem):

$$\Delta f_{max} < \frac{1}{2} \cdot f_{PRF} \tag{4}$$

bzw. $2 \cdot \Delta f_{max} < f_{PRF}$

Die PRF muß mindestens doppelt so hoch sein, wie die maximal auftretende Doppler-Shift (Δf_{max}).

Ersetzt man die f_{PRF} aus Formel (4) durch den Quotienten für f_{PRF} aus Gleichung (3), so ergibt sich folgende Beziehung:

$$\Delta f_{max} < \frac{c}{4 \cdot x} \tag{5}$$

Zur Bestimmung der max. abzuleitenden Geschwindigkeit muß $\alpha = 0$ ($\cos 0° = 1$) sein, dadurch ergibt sich, wenn man die Gleichung (5) in Gleichung (2) einsetzt:

$$V_{max} < \frac{c^2}{8 \cdot f_0 \cdot x} \tag{6}$$

V_{max} maximal registrierbare Geschwindigkeit.

Die verschiedenen Begriffe sind nochmals in Abb. 1.8 dargestellt.

Aus den mathematischen Beziehungen sind wichtige Informationen für die Anwendung in der Endoskopie abzuleiten:

- Je kleiner die Eindringtiefe, umso höhere Geschwindigkeiten können registriert werden.
- Niedrige Flußgeschwindigkeiten, wie z.B. in Ösophagusvarizen bzw. Fundusvarizen, sind durch höherfrequente Schallsonden genauer zu messen.

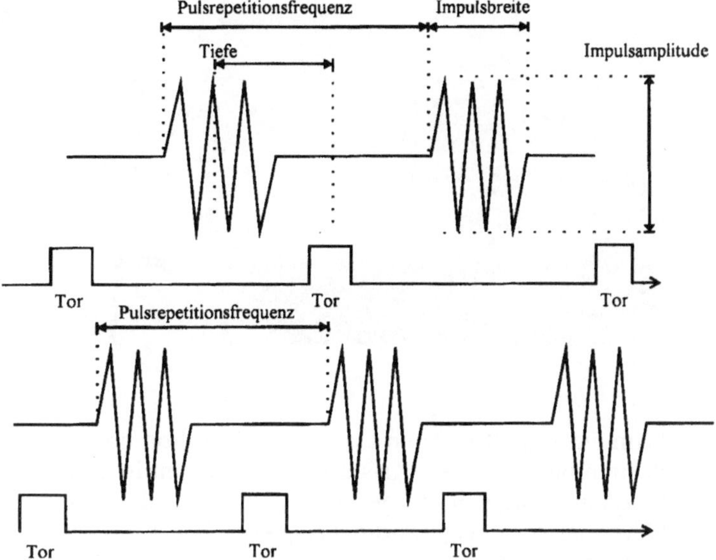

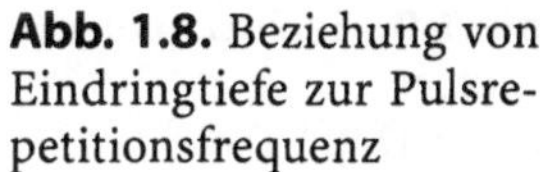
Abb. 1.8. Beziehung von Eindringtiefe zur Pulsrepetitionsfrequenz

1.2 Gepulster Hochfrequenzdoppler

Voraussetzung für die Anwendung eines Dopplersystems in der Endoskopie ist:

- Die Entwicklung einer Dopplersonde, die durch den Arbeitskanal eines herkömmlichen Endoskops paßt.
- Das System muß als gepulster Doppler arbeiten, um dadurch ein breites Indikationsspektrum abdecken zu können. Hierzu zählen z. B. die Bestimmung der Flußrichtung und der z. T. geringen Geschwindigkeit des Blutes in Ösophagus- oder Fundusvarizen, die Beurteilung der ganz oberflächlich liegenden Angiodysplasien und wie in dieser Arbeit vorgestellt, die Identifikation oberflächlicher Ulkusgefäße.

Diese Bedingungen werden von dem „MF 20" der Firma EME in Überlingen, und dem neueren, weiter entwickelten „Micro-Dop" der Firma DWL in Sipplingen erfüllt (Abb. 1.9).

Dieses System wurde primär für den Einsatz in der Neurochirurgie gebaut [7]. Ausgangspunkt waren Minisonden von 2–3 mm Durchmesser, die ursprünglich von Cathignol, vom Französischen Institut für medizinische Forschung (INSERM) in

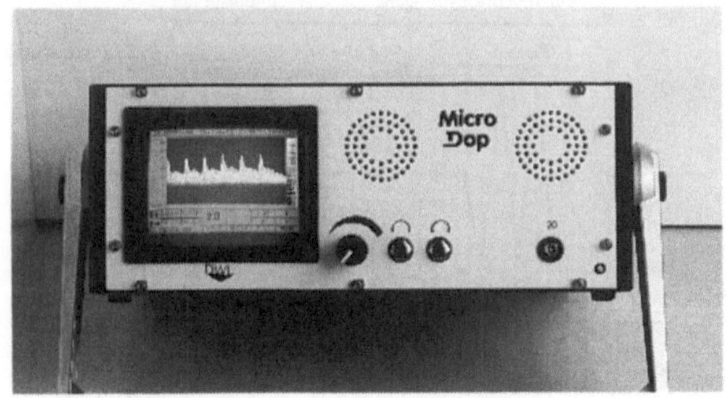

Abb. 1.9. Hochfrequenzdoppler: „Micro-Dop", DWL

Lyon entwickelt wurden [4]. Es wurde schon auf die Beziehung zwischen Kristallgröße und emittierter Frequenz hingewiesen, je kleiner der Kristall, umso höher ist die ausgesandte Frequenz. Die hier verwendete Dopplersonde mißt mit der Kunststoffumhüllung im Durchmesser 1,6 mm. Sie ist bis auf die 1 cm lange Spitze, die den Kristall enthält, voll flexibel. Die Sonde kann gassterilisiert werden und ist gegen mechanische Schäden vergleichsweise sehr robust (Abb. 1.10).

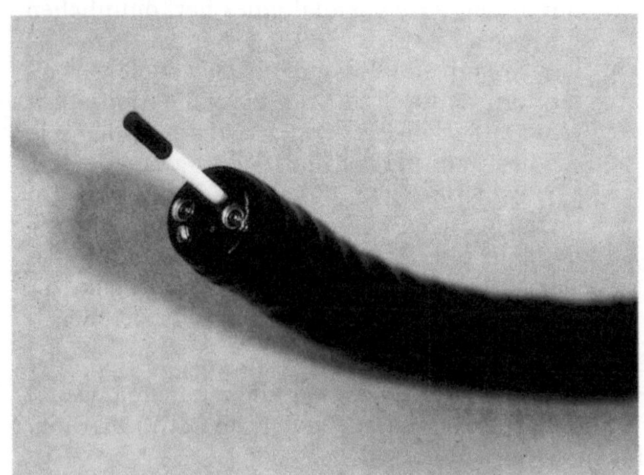

Abb. 1.10. Endoskopische Dopplersonde

Beide Dopplergeräte sind bidirektionale, gepulste Hochfrequenzdoppler von 20 MHz.

Technische Daten – „Micro-Dop", DWL

- gepulster Ultraschalldoppler,
- Frequenz: 20 MHz,
- Pulsdauer: 100–1450 ns, entsprechend einer axialen Auflösung von 0,15–1,1 mm in 0,05 mm Schritten und umschaltbar auf Pseudo-CW,
- laterale Auflösung 1,0 mm,
- Pulsrepetitionsfrequenz: 10–31 KHz in 8 Stufen,
- Eindringtiefe: 0,1–16 mm in 0,1 mm Schritten in PW-Funktion,
- Maximum der erkennbaren Dopplerfrequenz: 31 KHz (maximal meßbarer Fluß: 144 cm/s),
- Minimum: 0,1 KHz (minimal meßbarer Fluß: 0,5 cm/s),
- Hochpassfilter: 50–500 Hz einstellbar,
- Signaldarstellung: On-line-fast-Fourrier-Transformation (FFT) Analyse 128 Punkte in 16 Graustufen,
- eingebauter Graustufendrucker.

Das Instrument kann auch als Pseudo-continuous-wave-Doppler mit einer maximalen Eindringtiefe von 6 mm bei jeder einstellbaren PRF benutzt werden. Diese Einstellung erleichtert das schnelle Aufspüren von oberflächlichen Gefäßen.

Die Dokumentation kann akustisch sowie über einen Graustufenthermoschalter oder über einen Graustufen- oder Farbmonitor erfolgen (Abb. 1.11).

Die Blutflußgeschwindigkeit kann sowohl als maximaler Flow oder als mittlerer Flow in cm/s angegeben werden.

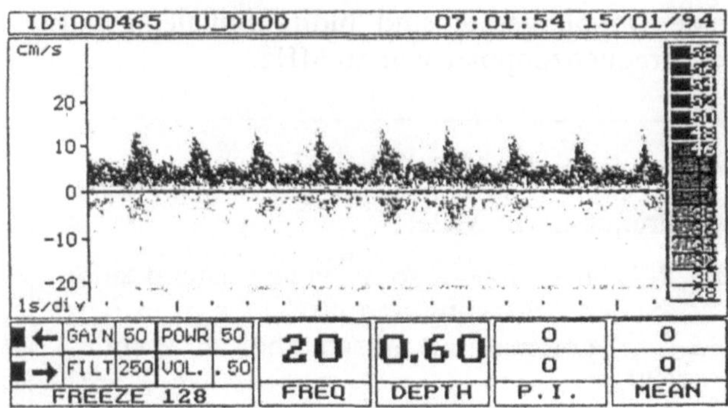

Abb. 1.11. Monitor mit Hämotachygramm

Aus dem Dopplersignal wird eine Fast-Fourier-Transformation (FFT) berechnet, die als Powerspektrum auf dem Bildschirm dargestellt wird. Auf der Y-Achse werden die errechneten Blutflußgeschwindigkeiten (Velocity) dargestellt, auf der X-Achse wird die Zeit aufgetragen, die Stärke der reflektierten Dopplersignale wird in der Farbe des Frequenzproduktes (Velocity) auskodiert.

Diese Form der Darstellung und Dokumentation ist sehr genau und immer reproduzierbar, da keine Kalibrierung des Druckers vorgenommen werden muß.

Das Gerät wiegt 9,5 kg und ist auf einem kleinen fahrbaren Wagen problemlos transportabel.

Gepulster Hochfrequenzdoppler – Vorteile

- Je höher die Schallfrequenz, umso kleiner ist der Kristall.
- Je höher die Schallfrequenz, umso kleiner ist die Eindringtiefe und damit umso besser die Auflösung in dem beschallten Areal. Hochfrequente Sender sind Voraussetzung zur Beurteilung von Oberflächenstrukturen. Dies gilt besonders für die Identifikation von Angiodysplasien oder von Ulkusgefäßen.
- Niedrige Flußgeschwindigkeiten (z. B. in Ösophagusvarizen) sind durch hochfrequente Piezoelemente genauer zu messen.

- Mit Zunahme der Ultraschallfrequenz erhöht sich die Energie des reflektierten Schalls mit der 4. Potenz, wobei die Schalldämpfung entsprechend einer e-Funktion v.a. mit der Tiefe zunimmt. Beispielsweise, wenn bei einer Eindringtiefe von 1 mm die Frequenz von 10 MHz auf 20 MHz erhöht wird, ist bei gleicher abgestrahlter Energie die reflektierte Energie etwa 8mal größer. Höhere Frequenzen sind notwendig für kleine, schwach reflektierende Gefäße, beispielsweise in Ulzera oder bei den zarten Angiodysplasien.
- Nur mit Hilfe des gepulsten Dopplers ist eine genaue Tiefenlokalisation des Gefäßes möglich, bzw. das „Sample Volume“ ist in eine definierte Tiefe zu fokussieren. Nur hierdurch gelingt die sichere Differenzierung von 2 übereinanderliegenden Gefäßen. Der gepulste Doppler ist Voraussetzung zur exakten Beurteilung von gastroduodenalen Ulzera und Angiodysplasien.

Die wichtigsten technischen Begriffe des hier verwendeten gepulsten Hochfrequenzdopplers seien nochmals zusammengefaßt:

Gain: Veränderung der Signalverstärkung (Empfindlichkeit des reflektierten Signals).

Power: bezeichnet die Ultraschalleistung, d.h. die Amplitude des Signalbündels (Burstamplitude) wird vergrößert bzw. verkleinert.

Filter: Frequenzen oberhalb der eingestellten Filterfrequenz werden durchgelassen (Hochpaßfilter von 50–500 Hz).

Scale: verändert die Pulsrepetitionsfrequenz (PRF), d.h. die maximal dargestellte Blutflußgeschwindigkeit. Die Pulsrepetitionsfrequenz bezeichnet die Zeit vom Beginn des Signalbündels (Burst) bis zum Beginn des folgenden Signals.

Sweep: Veränderungen der Durchlaufgeschwindigkeit des Spektrums im Display.

Depth: Veränderungen des Empfangsareals, d.h. Veränderungen der Tiefe durch Variation des Empfangszeitpunktes (Gate).

Gate: „Empfangstor", d.h. der Zeitpunkt, in dem das reflektierte Signal empfangen werden kann.

Sample volume: Empfangsbereich; abhängig von der Dauer des ausgesendeten Signalbündels.

Impulsamplitude: Stärke des ausgesendeten Signals.

1.3 Indikationen der endoskopischen Dopplersonographie

Der gepulste Doppler besitzt aufgrund seiner diagnostischen Fähigkeit perfundierte Blutgefäße exakt zu identifizieren, ein breites Indikationsspektrum in der Endoskopie.

Endoskopische Dopplersonographie – Indikationen

- Akute Ulkusblutung – Identifikation des Ulkusgefäßes,
- Beurteilung von Ösophagus-Magen-Varizen
- Diagnosesicherung und Therapiekontrolle von Angiodysplasien,
- vor Polypektomie von größeren Magenpolypen,
- vor Papillotomie (?)
- Hämorrhoiden – Therapiekontrolle (?),
- minimal-invasive Chirurgie (?).

Die klinisch bedeutendste Indikation stellt die akute Ulkusblutung dar. Hierbei kann der gepulste Hochfrequenzdoppler, unabhängig vom endoskopischen Bild, prognostisch risikoreiche Gefäße im Ulkusgrund präzise aufspüren und damit die Indikation für lokale endoskopische Maßnahmen stellen; er ist der optischen Beurteilung überlegen [1, 2, 12, 13, 16]. Ein weiteres wichtiges Anwendungsgebiet stellen die Varizen im Gastrointestinal(GI)-Trakt dar. Auch hier gilt, der Doppler kann eindeutig den Kollateralkreislauf im Intestinaltrakt nachweisen. Speziell Fundusvarizen, die endoskopisch gelegentlich schwierig von anderen Schleimhautvorwölbungen zu unterscheiden sind, können mit Hilfe des Dopplers leicht verifiziert werden. Darüber hinaus ermöglicht das Verfahren den Therapieerfolg nach Sklerosierungstherapie und hier besonders nach Histoacrylbehandlung zu überprüfen [16, 17]. Angiodysplasien stellen bei älteren Patienten mit die häufigste Ursache der unteren GI-Blutung dar. Der Doppler identifiziert aufgrund eines charakteristischen arteriovenösen Rauschens exakt die Gefäßmißbildung und kann helfen andere, ähnlich konfigurierte Schleimhautveränderungen davon zu unterscheiden. Nach endoskopischer Therapie objektiviert der Doppler auch hier das Therapieergebnis [10, 15].

Eine seltenere Indikation stellt die dopplersonographisch kontrollierte Polypektomie dar. Bei größeren Polypen, insbesondere im Magen, kann der Doppler die Wirkung der gelegentlich sinnvollen prophylaktischen Injektion von Suprarenin in den Polypenstiel überwachen. Die Gefahr der Postpolypektomieblutung kann hierdurch reduziert werden.

Kaum klinische Relevanz besitzt der Doppler zur Beurteilung des Gefäßverlaufs im Papillendach vor geplanter Papillotomie. Papillenblutungen treten in weniger als 5 % auf, und sind überwiegend endoskopisch beherrschbar. Die dopplersonographisch kontrollierte Papillotomie erscheint deshalb überflüssig [14].

Zum Nachweis von Hämorrhoiden und zur Therapiekontrolle nach Sklerosierungsbehandlung wird der Doppler neuerdings vereinzelt eingesetzt [9].

Bisher kaum erforscht sind die Anwendungsmöglichkeiten des Dopplers in der minimal-invasiven Chirurgie. Hier fehlen noch ausreichende Erfahrungen, um gesicherte Indikationen anzugeben.

1.4 Praktische Tips

Die endoskopische Dopplersonographie ist ein *Kontaktverfahren*. Die Dopplersonde muß das zu untersuchende Arenal direkt berühren. Zu Beginn der Untersuchung hat es sich bewährt, den Doppler auf *Pseudo-Cw* zu schalten. In dieser Position wird das Sample volume auf die maximale Länge eingestellt, d.h. sämtliche Blutflußsignale bis zur maximalen Eindringtiefe werden registriert. In Pseudo-continous-wave Einstellung sendet der Doppler ständig, nur für die Dauer des Empfangs (z.B. 1500 ns) wird der Sender abgestellt. Hierbei kann zwar keine Tiefenbeurteilung erfolgen, aber man erhält rasch die Information, inwieweit überhaupt perfundierte Gefäße in diesem Bereich vorliegen. Zur Beurteilung von *Varizen* oder zur lokalen Therapie von *Gefäßen im Polypenstiel*, reicht diese Pseudo-CW-Einstellung aus, nur bei sehr kleinen Varizen ist die Umschaltung auf gepulsten Doppler empfehlenswert. Zusätzlich sollte bei *kleinen Varizen*, die meist eine geringe Blutflußgeschwindigkeit haben, die Empfindlichkeit des Dopplers für reflektierte Signale durch Erhöhung der Gain und Verstärkung der Power verbessert werden. Der Filter ist so niedrig wie möglich einzustellen, um die niederfrequenten Signale nicht zu eliminieren. Hingegen bei der Suche nach *Ulkusgefäßen* muß der Doppler auf *gepulst* eingestellt und die Eindringtiefe auf 0,5–0,8 mm limitiert werden. Nur als gepulster Doppler ist eine sichere Differenzierung zwischen oberflächlichen und tiefer gelegenen bzw. Serosargefäßen möglich. Das *oberflächliche Ulkusgefäß* ist unverwechselbar *hochfrequent laut zischend*, in der *Tiefe* lokalisierte Gefäße haben einen *niederfrequenten und rauhen Klangcharakter*. Durch Variation des Sample volumes und Veränderungen der Verstärkung bzw. des Filters gelingt eine exakte Fokussierung und optimale Dokumentation des Gefäßes. Durch Erhöhung der Eindringtiefe mit entsprechendem Wechsel der Lautstärke können *Artefakte* der Atmung bzw. Fehlinterpretationen durch fortgeleitete Bewegung aus der Umgebung erkannt werden. Bei *Angiodysplasien*, die oberflächlich in der Mukosa/Submukosa lokalisiert sind, ist die Eindringtiefe zwischen 0,2–0,4 mm einzustellen (Tabelle 1.2).

Nach einer gewissen Übungsphase benötigt die zusätzliche Doppleruntsuchung kaum mehr als 3–5 min.

Tabelle 1.2. Endoskopische Dopplersonographie. Praktische Tips

Primäreinstellung:	Pseudo-CW Großes Sample volume
Ulkusgefäß = >	Gepulster Doppler Kleines Sample volume Eindringtiefe 0,5–0,8 mm
Varizen, Polypenstiel = >	Pseudo-CW Großes Sample volume Filter niedrig
Angiodysplasie = >	Gepulster Doppler Kleines Sample volume Eindringtiefe 0,2–0,4 cm Gain hoch Filter herausnehmen

2 Akute Ulkusblutung

2.1 Einleitung

Die akute Ulkusblutung stellt die häufigste Komplikation der Ulkuskrankheit dar. Die jährliche Inzidenz liegt bei ca 50–100 Patienten pro 100 000 Einwohner; auf die Bundesrepublik Deutschland umgerechnet entspricht dies ungefähr 40 bis 80 000 stationären Einweisungen pro Jahr [2, 19, 82].

Trotz der in epidemiologischen Studien nachgewiesenen Abnahme der Ulkuskrankheit sowie der medikamentös potenten H_2-Rezeptorenantagonisten haben sich die Ulkuskomplikationen, in absoluten Zahlen gesehen, kaum verändert [43, 62].

Demgegenüber steigt die Zahl medikamentös-induzierter Ulzera an. Besonders die zunehmende Einnahme von nichtsteroidalen Antirheumatika (NSAR), v.a. von älteren Patienten, scheint Blutungskomplikationen zu fördern [47, 71].

Die Letalität der akuten Ulkusblutung liegt seit 40 Jahren unverändert im Mittel bei 8–10 % [37, 71]. Sie variiert im einzelnen stark, je nach Zusammensetzung der Patientenkollektive und der jeweiligen Therapieregime, zwischen 2,1 % [50] bzw. 3,9 % [32] und 24,6 % [63]. Der Wunsch frühzeitig, quasi mit der stationären Aufnahme des Patienten, aufgrund einfach zu erstellender klinischer Befunde individuell die Prognose festzulegen und evtl. damit obligate therapeutische Maßnahmen einzuleiten, führte zur Analyse zahlreicher Parameter (s. unten) und der Entwicklung verschiedener Computerprogramme bzw. Score-Systeme [11, 15, 49].

Als Einzelkriterium ist das Lebensalter mit der wichtigste Prognosefaktor. Die Letalität der Ulkusblutung steigt linear steil mit dem Alter des Patienten an. Bei Patienten mit weniger als 40 Jahren liegt die Letalität deutlich unter 5 %, gegenüber 70jährigen wächst sie auf bis zu 30 % an [15, 58]. Der Hauptgrund für die Korrelation zwischen Alter und Prognoseverschlechterung liegt in der Zunahme von gravierenden Begleiterkrankungen. Mit Anzahl der zusätzlichen Erkrankungen steigt die Sterblichkeitsrate hochsignifikant an [58, 68]. Prognostisch gleichrangige Bedeutung besitzt die Blutungsintensität, die sich anhand des Blutdrucks, des Schockindexes, des Hämoglobinwertes bei Aufnahme oder der Anzahl der benötigten Bluttransfusionen abschätzen läßt. Jeder einzelne dieser klinischen Faktoren beeinflußt den Krankheitsverlauf für sich.

Neben diesen Aufnahmebefunden tangiert die Rezidivblutung nachhaltig den Krankheitsverlauf. Erneute Blutungskomplikationen können in bis zu 30 % beobachtet werden und sind von der Intensität der Erstblutung und dem jeweiligen endoskopischen Befund abhängig [9, 22, 28, 75]. Die Sterberate variiert in den Studien zwischen 7 % und 30 %.

Ungünstige klinische Prognosekriterien der akuten Ulkusblutung

- Alter über 60 Jahre,
- Schocksymptome bei Aufnahme,
- Hämoglobin < 8 g/dl,
- mehr als 6 Blutkonserven/24 h,
- nicht spontan sistierende Blutung oder Rezidivblutung,
- gravierende Begleiterkrankungen.

Die akute Ulkusblutung ist die Domäne der Endoskopie. Sie liefert nicht nur Diagnose und Lokalisation der Blutung, sondern kann auch zu einer prognostischen Beurteilung beitragen.

Forrest unterschied als erster zwischen aktiv blutenden Läsionen, Ulzera mit Zeichen der aktiven Blutung und Läsionen ohne aktive Blutung und ohne Stigmata bei jedoch positiver Blutungsanamnese [22].

Diese Einteilung für solitäre blutende Läsionen wurde im weiteren Verlauf leicht modifiziert und ist heute allgemein akzeptiert. Sie ist, wie im folgenden aufgelistet, auch Grundlage der hier vorliegenden Studien.

Modifizierte Forrest-Klassifikation

Forrest I a:	Arteriell spritzende Blutung,
Forrest I b:	Sickerblutung,
Forrest II a:	Läsion mit sichtbarem Gefäßstumpf,
Forrest II b:	Läsion mit Koagel,
Forrest II c:	Hämatinbedeckte Läsion,
Forrest III:	Läsion ohne Blutungsstigmata, jedoch mit positiver Blutungsanamnese.

Arteriell spritzende Blutungen (Forrest I a) besitzen mit der höchsten Letalitätsrate von bis zu 50 % die schlechteste Prognose [31, 64, 79].

Forrest I b-Ulzera zeigen eine wesentlich bessere Prognose und sind durch lokale endoskopische Maßnahmen fast immer zu beherrschen [42, 83].

Das sichtbare Ulkusgefäß (Forrest II a) hat aufgrund zahlreicher Studien eine elementare Bedeutung für den Krankheitsverlauf. Ulkusgefäße können im Rahmen der Notfallendoskopie in bis zu 48 % optisch identifiziert bzw. vermutet werden [73]. Die Angaben schwanken zwischen 4 und 48 % [10, 28, 33, 77, 82]. Charakterisiert sind die Gefäßstümpfe durch eine alarmierend hohe Rezidivblutungsrate von bis zu 88 % [24] und der damit verbundenen Notfalloperationsquote von bis zu 75 % [28]. Die Letalität steigt in diesem Kollektiv auf bis 21 % an [76]. Aufgrund der Beziehung zwischen sichtbarem Gefäßstumpf und hoher Rezidivblutungsrate wird heute allgemein die prophylaktische endoskopische oder chirurgische Therapie gefordert, um eine erneute Blutungskomplikation zu vermeiden.

Die Stigmata wie Koagel oder schwarzer Ulkusgrund gelten als wenig rezidivblutungsgefährdet. Die Zahlen liegen zwischen 0 und 23 %.

Der Vollständigkeit halber soll nicht unerwähnt bleiben, daß einige Autoren aufgrund ihrer eigenen Ergebnisse die Relevanz des Ulkusgefäßes [14] oder allgemein der Blutungsstigmata [27, 45] anzweifeln und z.T. die Ulkuslokalisation für eine Rezidivblutung verantwortlich machen. Besonders subkardiale und Bulbushinterwandulzera korrespondieren nach diesen Untersuchungen mit hohen Rezidivblutungsraten [58, 77, 82].

Forrest-III-Läsionen können als prognostisch günstig eingestuft werden. Die erneute Blutungsgefahr liegt unter 5 %, womit diese scheinbar keiner Intensivtherapie bedürfen.

2.2 Problemstellung: Objektivierung des endoskopischen Befunds

Bei Durchsicht der bisher publizierten Studien über blutende gastroduodenale Ulzera fällt die große Spannbreite der optisch vermuteten Ulkusgefäße und stark differierende Angaben über die Rezidivblutungsrate sowie der notwendigen operativen Eingriffe auf. An der immensen prognostischen Bedeutung von Ulkusgefäßen besteht aufgrund der zahlreichen Sektionsbefunde kein Zweifel. Bei Patienten mit Ulkusblutung, die notfallmäßig operiert werden mußten bzw. verstarben, konnte im Magenresektat bei 50–85 % im Ulkusgrund ein frei liegendes Ulkusgefäß nachgewiesen werden [13, 56].

Wie sieht nun endoskopisch ein Gefäßstumpf aus?

Forrest spricht vom hervortretenden Ulkusgefäß, ohne das optische Bild zu erläutern [22]. Griffiths beschreibt es als akut arrodierte Arterie, die aus dem Ulkusgrund hervortritt [28]. Farbig sind die Beschreibungen von Storey et al. und Swain et al., die das Ulkusgefäß als roten oder blauen, über dem Ulkuskrater liegenden Punkt interpretieren [75, 76]. Mac Leod sieht auch schwarze, auf dem Ulkusgrund aufsitzende Punkte als Gefäße an [46].

Die exakte Interpretation des endoskopischen Bildes ist schwierig und häufig unmöglich. Adhärente

Ulkuskoagel beispielsweise sind kaum von Ulkusgefäßen sicher zu differenzieren. Beckly et al. wiesen als erste auf die Überlegenheit des Dopplers im Vergleich zur normalen endoskopischen Inspektion hin [5, 6). Die endoskopische Diagnose F-II a-Läsion korrelierte in seiner Vergleichsstudie nur in 55 % mit dem dopplersonographischen Befund. Beim F-II b-Ulkus lag die Übereinstimmung bei 70 % [7].

Die Diagnose „visible vessel" kann endoskopisch immer nur eine Verdachtsdiagnose sein, da der Untersucher nicht durch bzw. unter die Oberfläche sieht (Abb. 2.1).

Im folgenden soll anhand eigener prospektiver Untersuchungen die Sicherheit der endoskopischen Dopplersonographie in der Beurteilung von gastroduodenalen Ulzera nach akuter Blutung im Vergleich zur Forrest-Klassifikation und ihre Bedeutung für die lokale endoskopische Therapie überprüft werden.

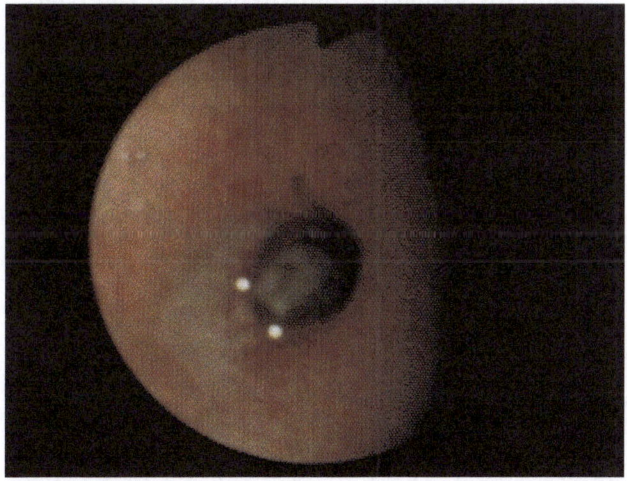

Abb. 2.1. Ulcus ventriculi: Gefäß oder Koagel?

2.3 Endoskopische und dopplersonographische Befunde bei peptischen Ulzera ohne Blutungsanamnese

2.3.1 Fragestellung

In einer Voruntersuchung sollte geklärt werden, welche dopplersonographischen Befunde bei unkomplizierten gastroduodenalen Ulzera abgeleitet werden können und welche Interpretationsmöglichkeiten sich hieraus ergeben. Dabei galt es speziell folgende zentrale Fragen zu beantworten:

- Besitzt das unkomplizierte Ulkus dopplersonographisch registrierbare oberflächliche Gefäße?
- Kann der Doppler oberflächliche von tieferliegenden Gefäßen differenzieren?
- Welche akustischen Signale sind im Ulkusrand im Vergleich zum Ulkusgrund zu erstellen?
- Unterscheidet sich der Toncharakter der oberflächlichen Gefäße zu tiefer lokalisierten Gefäßen?
- Besteht eine Beziehung zwischen dem Dopplerbefund und der Ulkuslokalisation?
- Welche Störartefakte sind zu beachten und wie sicher gelingt deren Diskriminierung?

2.3.2 Krankengut und Methode

Die endoskopischen Untersuchungen erfolgten nach Gabe eines lokalen Rachenanästhetikums (Xylocain-Spray), intravenöser Applikation von 5–10 mg Diazepam bzw. 2–5 mg Midazolam, mit Endoskopen der Firma Olympus (GIF XQ 10, GIF Q 10, GIF 100). Als Dopplereinheit wurde das Instrument MF 20 der Firma EME, Überlingen, oder der Micro-Dop der Firma DWL, Sipplingen, verwendet.

Im Rahmen der diagnostischen Ösophagogastroduodenoskopie erfolgte bei 32 Patienten mit 40 Ulzera eine ausführliche dopplersonographische Untersuchung. Bei allen Patienten konnte aufgrund der Anamnese und der klinischen Daten eine obere GI-Blutung aus diesen Läsionen ausgeschlossen werden, der mittlere Hämoglobinwert errechnete sich mit 13,2 g/dl. Das Untersuchungskollektiv bestand aus 20 Männern und 12 Frauen, das Durchschnittsalter betrug 62 Jahre.

In 21 Fällen lag ein Ulkus ventrikuli vor, 16mal wurde ein Ulkus duodeni diagnostiziert und 3mal ein Ulcus pepticum jejuni untersucht. Nach der Anamnese ist bei 16 Patienten von einer Ulkuskrankheit auszugehen, bei 6 Patienten waren nichtsteroidale Antirheumatika (NSAD) für die Läsionen verantwortlich und in 3 Fällen kamen beide Ursachen in Frage. Keinen Hinweis auf die Ulkusätiologie ergab die Befragung bei 7 Personen.

Die Größe der Ulzera variierte von 5 mm bis 4 cm, wobei der jeweils größte Durchmesser mit Hilfe der Biopsiezange oder der Dopplersonde geschätzt wurde. Im einzelnen waren 10 Läsionen bis 5 mm groß, 19 lagen zwischen 6 und 10 mm, 11 Läsionen maßen mehr als 1 cm. Der überwiegende Anteil der Ulzera ventriculi lag im Antrum meist kleinkurvaturseitig (n = 19), die Ulzera duodeni fanden sich fast ausschließlich kleinkurvaturseitig (n = 6) oder im Bulbusspitzenbereich (n = 6).

2.3.3 Dopplersonographische Ergebnisse

Alle 40 Läsionen konnten komplett mit der Dopplersonde abgefahren werden; der Zeitaufwand betrug weniger als 5 min. Zur Differenzierung von oberflächlichen Gefäßen, die v.a. bei Blutungen in Frage kommen, zu tieferliegenden Arterien, wurde willkürlich eine Grenze von 1 mm festgelegt. Diese Meßgrenze ergibt sich aus der bekannten Magenwanddicke von unter 5 mm, sowie besonders aufgrund der durchschnittlichen Gefäßdicke von etwa 0,6 mm [78]. Bei tieferer Fokussierung werden für die Blutung irrelevante Serosagefäße registriert.

Im Rahmen dieser definierten Grenze von 1 mm konnte dopplersonographisch nur bei 2 Ulzera ein arterielles Signal empfangen werden, wobei deren Lautstärkemaximum jeweils bei 1,5 mm Tiefe lag. In allen anderen 38 Läsionen war unter 1 mm kein Signal abzuleiten. In Einzelfällen gelang es durch Veränderungen der Pulsrepetitionszeit, ein Flußgeräusch zwischen 1 und 2 mm nachzuweisen. Von Bedeutung ist die Beobachtung, daß bei 7 Läsionen im Ulkusrand oberflächliche Strömungsgeräusche, z.T. ab 0,4 mm, abzuleiten waren, die sich jedoch vom Klangcharakter deutlich von den rein arteriellen Signalen unterschieden (Abb. 2.2). Möglicherweise registriert die empfindliche Dopplersonde hier im Randbereich eine umschriebene Hyperämie. Bei den wenigen oberflächlichen Gefäßen gelang vom Klangcharakter her keine eindeutige Differenzierung zu den tieferliegenden Arterien. Ergänzt man jedoch diese Befunde mit den Dopplerergebnissen des folgenden Abschnitts, so ist eine eindeutige Aussage möglich. Die oberflächlich lokalisierte Arterie liefert initial, direkt nach Aufsetzen der Dopplersonde auf das vermutete Gefäß, ein lautes, hochfrequentes, zischendes Geräusch. Dieses Signal ist de facto immer schon bei der Minimaleindringtiefe von 0,2 mm abzuleiten. Durch Verschmälerung des Sample volume und Veränderung der Eindringtiefe, kann das Gefäß exakt fokussiert werden. Dieser Befund ist kaum zu verwechseln mit tieferliegenden Arterien.

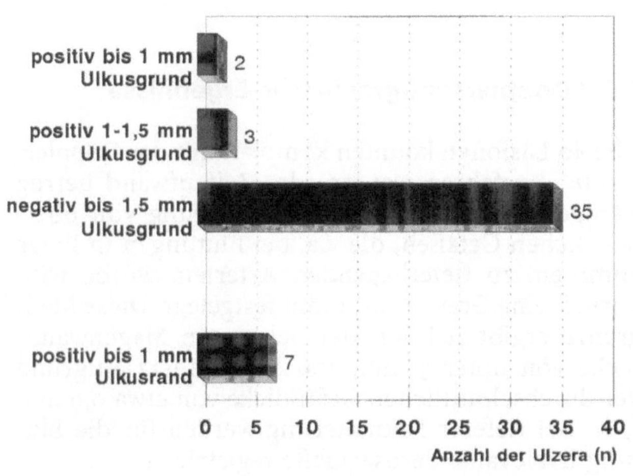

Abb. 2.2. Dopplerbefund bei Ulzera ohne Blutungsanamnese (n = 40)

Tabelle 2.1. Gastroduodenale Ulzera ohne Blutungsanamnese - Zusammenfassung

Patienten	32
Gastroduodenale Ulzera	40
Männer	20
Frauen	12
Durchschnittsalter	62 Jahre (26–89)
Ulkuskrankheit	19[a]
NSAR	6
Ätiologie nicht eruierbar	7
Hämoglobin (Mittelwert)	13,2 g/dl
Ulcus ventriculi	21
Ulcus duodeni	16
Ulcus pepticum jejuni	3
Ulkusgröße:	
$<$ 0,5 cm	10
bis 1 cm	19
größer als 1 cm	11
Dopplerpositive Ulzera	2 (niederfrequent, schwach-positiv)
Dopplernegative Ulzera	38

[a] 3 Patienten nahmen gelegentlich auch NSAR ein.

Eine Änderung der Dopplerergebnisse aufgrund der Ulkuslokalisation zeigte sich nicht, die Signale waren einheitlich unabhängig vom Untersuchungsort.

In Einzelfällen erschwerten aus der Tiefe fortgeleitete Pulsationen die exakte Interpretation. Besonders der subkardiale und Bulbushinterwandbereich zeigten, aufgrund ihrer pulssynchronen Bewegungsunruhe, Störartefakte. Mit den oben schon beschriebenen technischen Möglichkeiten konnten diese Störungen unterdrückt werden. Keine Probleme entstanden durch die atemabhängige Wandbewegung von Magen bzw. Duodenum. Ebensowenig veränderte die Druckstärke, mit der die Dopplersonde auf die Läsion aufgesetzt wurde, den Dopplerbefund (Tabelle 2.1).

2.3.4 Zusammenfassung

Mit dem hier verwendeten gepulsten Hochfrequenzdopplersystem gelingt eine genaue dopplersonographische Beurteilung von gastroduodenalen Ulzera.

Durch Variierung der Pulsrepetitionszeit und des Sample volume, ist eine ausreichende Differenzierung von oberflächlichen zu tieferliegenden Gefäßen möglich.

Das System ist im Gegensatz zum Laserdoppler wenig störanfällig (eigene unveröffentlichte Vergleichsuntersuchungen). Der ebenfalls versuchsweise eingesetzte Laserdoppler (Periflux PF 3, Perimed-Schweden) lieferte keine verwertbaren Ergebnisse [44]. Eine minimale Bewegungsunruhe von seiten der Dopplersonde oder der Magenwand, die nie komplett auszuschließen ist, führte zu sofortigen, nicht unterdrückbaren Artefakten. Diese Störungen traten mit dem gepulsten Dopplersystem nicht auf.

Peptische Ulzera ohne Blutungsanamnese besitzen dopplersonographisch keine bis in 1 mm Tiefe reichende Oberflächengefäße. Interpretationsprobleme bereiten aber vereinzelt oberflächlich gelegene arterielle Signale im Ulkusrandbereich, die evtl. durch eine umschriebene Hyperämie bedingt ist. Der dopplersonographische Befund wurde durch die Ulkuslokalisation nicht beeinflußt.

2.4 Endoskopische und dopplersonographische Befunde bei gastroduodenalen Ulzera mit aktueller Blutungsanamnese

2.4.1 Fragestellung

Die Letalität der Ulkusblutung ist abhängig von Schwere und Zahl der Rezidivblutungen. Diese treten nach den erwähnten klinischen und histologischen Studien de facto immer bei Ulzera mit oberflächlichen Gefäßen auf. Ziel muß es sein, diese Gefäße zu identifizieren und lokal endoskopisch zu obliterieren. Die therapeutische Endoskopie ist keine risikofreie Methode und bedarf deshalb der objektiven Indikation. Die diagnostische und letztlich therapeutische Kernfrage lautet: Wie exakt gelingt die dopplersonographische Einteilung in

- Ulzera mit potentiellem Rezidivblutungsrisiko aufgrund der oberflächlichen Gefäße und
- Läsionen mit komplikationslosem Verlauf.

2.4.2 Krankengut und Methode

In einer prospektiven Studie wurden 200 Patienten mit akuter Ulkusblutung untersucht. Die Notfallendoskopie erfolgte innerhalb der ersten 8 h nach der stationären Aufnahme. Aufgrund der aktuellen Blutungsanamnese wurde wegen der Aspirationsgefahr auf eine Rachenanästhesie verzichtet. Als Prämedikation erhielten die Patienten intravenös 5–10 mg Diazepam oder 2–5 mg Midazolam. Überwiegend wurde das Endoskop GIF 1 T mit dem dicklumigen Arbeitskanal von 3,7 mm oder das Videoendoskop GIF 100 (Olympus Optical Hamburg) eingesetzt. Als Dopplereinheit fungierten die schon beschriebenen Systeme MF 20 oder Micro-Dop der Firma DWL.

Im Rahmen der Untersuchung wurden die Läsionen nach der Forrest-Einteilung klassifiziert und gleichzeitig dopplersonographisch untersucht. Größere Koagel auf Ulzera wurden mit physiologischer Kochsalzlösung weggespült oder vorsichtig mit der Biopsiezange entfernt. Eingang in diese Studie fanden nur Patienten mit zum Zeitpunkt der Untersuchung nicht aktiv blutenden Läsionen. Bei aktiv blutenden Ulzera gelingt die optische Identifikation des Gefäßes problemlos, die Doppleruntersuchung ist hier überflüssig.

Alle Patienten hatten eine klinisch relevante obere GI-Blutung mit Symptomen wie Hämatemesis und/oder Meläna. Die Blutungsanamnese belief sich in der Mehrzahl der Fälle auf maximal 2 Tage.

Von den 200 endoskopisch klassifizierten Forrest-Läsionen war bei 184 Patienten (92 %) eine exakte dopplersonographische Untersuchung möglich.

Im folgenden wird nur auf diese 184 Patienten, die komplett endoskopisch und dopplersonographisch untersucht werden konnten, eingegangen. Dieses Kollektiv bestand aus 114 Männern und 70 Frauen, das Durchschnittsalter belief sich auf 63,8 Jahre, bei einer Altersspanne von 14 bis 97 Jahren. Aufgrund der Anamnese kann bei 90 Patienten von einer Ulkuskrankheit ausgegangen werden, wobei 9 Patienten zusätzlich nichtsteroidale Antirheumatika bei vermutlicher Ulkuskrankheit einnahmen. Einen chronischen Analgetikaabusus ohne bisher bekannte Ulkusmanifestation betrieben 66 Personen. In 28 Fällen konnte die Ätiologie der Ulkusentstehung nicht sicher geklärt werden (Tabelle 2.2).

Die Patienten mit sicherer Ulkusanamnese waren im Durchschnitt mit 56,1 Jahren deutlich jünger, als die NSAR-Gruppe mit 72,1 Jahren.

Ein Großteil der Patienten litt an relevanten, z.T. mehreren Begleiterkrankungen. Der Schockindex errechnete sich im Mittel mit 0,8, bei 73 Patienten belief er sich auf > 1.

Das Hämoglobin lag bei Aufnahme im Durchschnitt bei 8,9 g/dl, mit einer Streubreite von 4,0–14,2 g/dl. 106 Personen benötigten im Mittel 3 Blutkonserven. Neben der lokalen endoskopischen Therapie bei dopplerpositiven Ulzera erhielten alle Patienten oral einen H_2-Rezeptorenantagonisten bzw. seit 1990 Omeprazol, primär parenteral (120–200 mg/24 h) und ab Tag 2 oder 3 oral in einer Dosierung von 40–80 mg/Tag.

Tabelle 2.2. Klinische Daten der Patienten mit akuter Ulkusblutung

Patienten	184
Männer	114
Frauen	70
Durchschnittsalter	63,8 Jahre (14–97)
Ulkuskrankheit	90[a]
NSAR	66
Ätiologie nicht eruierbar	28
Hämoglobin (Mittelwert)	8,9 g/dl (4,0–14,2 g/dl)
Anzahl der Patienten, die Bluttransfusionen benötigten	106
Schockindex (Mittelwert)	0,8

[a] 9 Patienten nahmen gleichzeitig NSAR ein.

2.4.3 Endoskopische Befunde

Die Notfallendoskopie erbrachte als Hauptblutungsquelle bei 71 Patienten (39 %) ein Ulcus ventriculi, in 9 Fällen (5 %) lag ein intrapylorisches Ulkus vor, bei 95 Personen (51 %) ein Ulcus duodeni und bei 9 Patienten (5 %) fand sich ein Ulcus pepticum jejuni.

Bei 56 Patienten (30 %) war noch frisches Blut im oberen GI-Trakt vorhanden und in 31 weiteren Untersuchungen (15 %) fand sich als Zeichen der aktuellen Blutung Hämatin im Magen-Darm-Bereich. Die Größe der Läsion variierte zwischen 0,5 und 5 cm.

Der größte Teil der Magenulzera lag, wie von anderen Patienten bekannt, kleinkurvaturseitig im Antrum (63 %). Die Ulzera duodeni verteilten sich mehrheitlich auf die Bulbusspitze (41 %) und kleine Kurvatur (29 %).

Die optische Verdachtsdiagnose, entsprechend der Forrest-Klassifikation, sah wie folgt aus:

- 54 Forrest II a-Ulzera
- 44 Forrest II b-Ulzera,
- 25 Forrest II c-Ulzera,
- 61 Forrest III-Ulzera.

Die Zuordnung der Ulkusdiagnosen zur Forrest-Einteilung kann der Tabelle 2.3 entnommen werden.

Tabelle 2.3. Zuordnung Ulkusdiagnose – Forrest-Klassifikation

	F II a	F II b	F II c	F III	Anzahl (n)
Ulcus ventriculi	29	9	9	24	71
Ulcus duodeni	22	27	16	30	95
Intrapylorisches Ulkus	1	5	0	3	9
Ulcus pepticum jejuni	2	3	0	4	9
Anzahl (n)	54	44	25	61	184

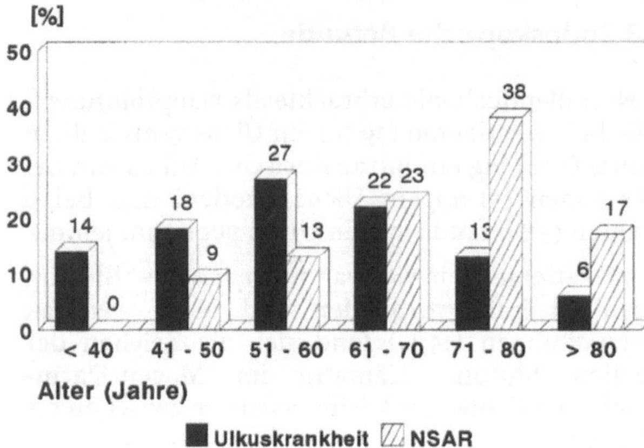

Abb. 2.3. Altersverteilung der Patienten mit Ulkuskrankheit (n = 90) vs. NSAR (n = 66)

Der Vergleich der Patienten mit chronischer Ulkuskrankheit (n = 90) mit den Erkrankten, deren Ulkusentstehung vermutlich mit der Einnahme von nichtsteroidalen Antirheumatika (NSAR) zusammenhängt (n = 66), weist einen statistisch signifikanten Unterschied in deren Durchschnittsalter auf. Die Patienten mit NSAR waren im Durchschnitt 16 Jahre älter, das Alter lag im Mittel bei 72,1 Jahren (s +/– 14), im Vergleich zu 56,1 Jahren (s +/– 15) für die Patienten mit chronischer Ulkuskrankheit (Abb. 2.3). Diese Beobachtung hat für die Therapie der akuten Ulkusblutung immense Bedeutung. Personen mit NSAR kamen mit einem deutlich niedrigeren mittleren Hämoglobin von 7,4 g/dl zur Aufnahme und benötigten deshalb in 82 % Bluttransfusionen. Der Schockindex differierte in beiden Gruppen nicht. Auch die Dopplerbefunde zeigten keinen wesentlichen Unterschied. In dem NSAR-Kollektiv fanden sich deutlich häufiger Ulcera ventriculi (44 %), ohne daß hierdurch rechnerisch die statistische Signifikanzgrenze erreicht wurde.

2.4.4 Dopplersonographische Ergebnisse

Eine genaue dopplersonographische Beurteilung der gesamten Läsionen gelang in dieser prospektiven Studie mit 200 Patienten in 92 % der Fälle. Bei 15 Patienten (7,5 %) führte die anatomische Position der Ulzera nur zur inkompletten und damit ungenügenden Dopplerbefundung. Überproportional häufig fanden sich in diesem kleinen Kollektiv intrapylorische- (20 %) und Anastomosenulzera (40 %).

Die eingeschränkte Einstellungsmöglichkeit in diesen Bereichen erlaubte nur ein tangentiales Abfahren der Ulzera mit der nach prograd gerichteten Dopplersonde. Dies reichte für die exakte Interpretation nicht aus. Bei einem weiteren alkoholisierten Patienten mußte die Untersuchung vorzeitig abgebrochen werden.

Die eindeutige Identifikation eines oberflächlichen Ulkusgefäßes gelang bei 99 gastroduodenalen Ulzera (54 %) (Abb. 2.4).

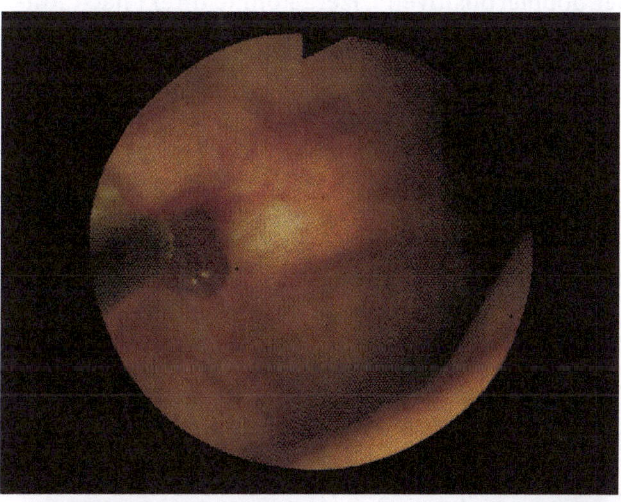

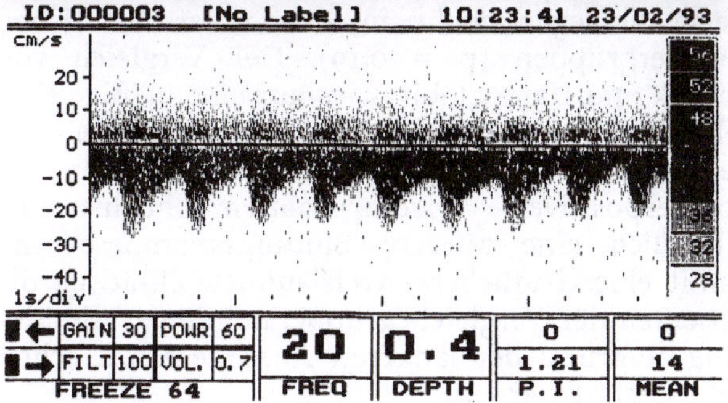

Abb. 2.4. Ulcus duodeni mit Dopplersonde, unten positives Hämotachygramm

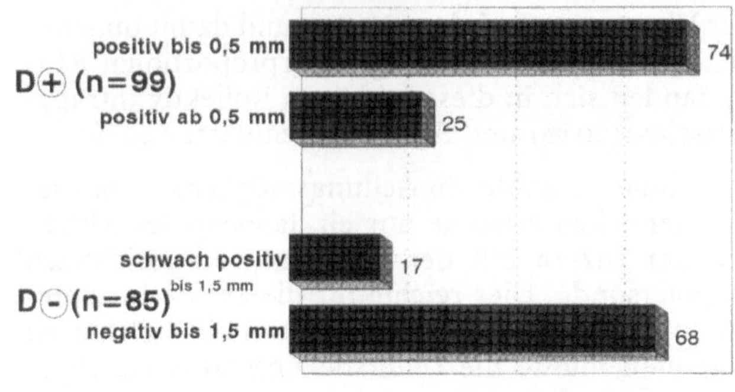

Abb. 2.5. Dopplerbefund bei Ulzera mit aktueller Blutungsanamnese (n = 184)

Bei 85 Läsionen (46 %) konnte bis 1 mm Tiefe kein Dopplersignal abgeleitet werden. Bei einem Großteil der dopplerpositiven Ulzera konnte direkt nach Aufsetzen der Dopplersonde das charakteristische laut zischende Signal registriert werden. In 25 Fällen (25 %) trat das Geräusch erst nach Einstellung der Tiefenlokalisation zwischen 0,5 und 1 mm auf. Die Gruppe der dopplernegativen Ulzera zeigte unterschiedliche Befunde. In 5 Fällen (6 %) konnte zwar ab 0,8 mm ein leises Geräusch abgeleitet werden, das Flowmaximum lag jedoch deutlich tiefer als 1 mm. Allgemein erfolgte die Dopplermessung nur bis 1,5 mm Tiefe. Bis zu diesem Bereich ergaben 12 weitere Ulzera (14 %) ein niederfrequentes Flowsignal (Abb. 2.5). In einer früheren Arbeit mit kleineren Patientenkollektiven fand sich bei der Gegenüberstellung der dopplerpositiven und dopplernegativen Ulzera nur beim Schockindex ein signifikanter Unterschied (p = 0,0019), das Hämoglobin differierte hingegen nicht in den unterschiedlichen Dopplergruppen (p = 0,19). Der Vergleich von Schock und Hämoglobin wies nur eine mäßige Korrelation mit einem Korrelationsquotienten von -0,4, bei einem p-Wert von 0,0001 auf. Patienten mit dopplerpositiven Ulzera hatten höchstwahrscheinlich eine kürzere Blutungsanamnese und damit eine deutlichere Kreislaufinstabilität als die Patienten der Vergleichsgruppe, bei denen die Blutung aufgrund der längeren Anamnese z.T. schon kompensiert war.

Eine Beziehung zwischen der Ulkusätiologie, bzw. der Ulkuslokalisation und dem Dopplerbefund, war nicht zu erkennen.

2.4.5 Vergleich: endoskopischer Aspekt und dopplersonographischer Befund

Von den 184 Ulzera, die vollständig endoskopisch und dopplersonographisch beurteilt werden konnten, zeigten 99 (54 %) ein eindeutiges oberflächliches Dopplersignal. In 85 Läsionen konnte kein Gefäß geortet werden. Die exakte Zuordnung der endoskopischen Forresteinstufungen und deren korrespondierenden Dopplerbefunden geht aus Abb. 2.6 hervor. Eine korrekte endoskopisch-dopplersonographische Übereinstimmung bestand nur in 61 % (41 F II a, 8 F II b, 16 F II c, 48 F III). In 39 % korrigierte der Doppler die endoskopische Verdachtsdiagnose. Von den 99 dopplerpositiven Ulzera imponierten endoskopisch nur 41 als Forrest-II a-Läsionen (41 %) (Abb. 2.7)

In 36 Ulzera (82 %) mit einem nicht entfernbaren adhärenten Koagel (Forrest II b) gelang überraschend eindeutig der Gefäßnachweis (Abb. 2.8 und 2.9).

Selbst 13 (21 %) endoskopisch unauffällige Läsionen (Forrest III) enthielten bis in maximal 1 mm Tiefe arterielle Gefäße (Abb. 2.10 und 2.11).

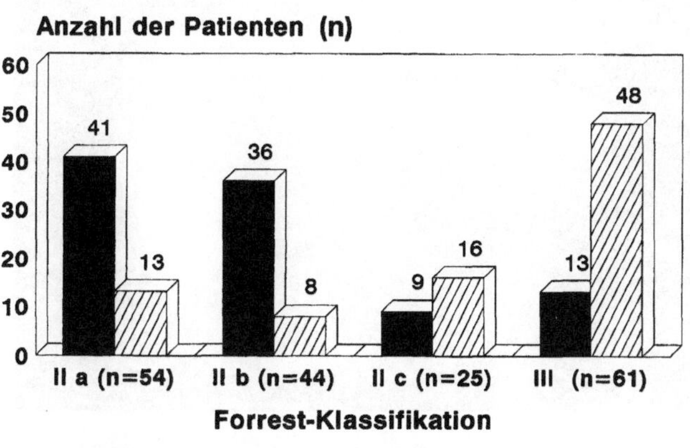

Abb. 2.6. Vergleich: Forrest-Klassifikation vs. Dopplersonographie (n = 184)

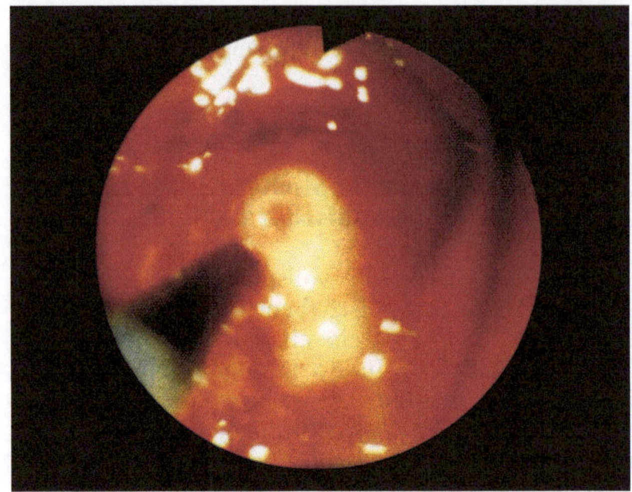

Abb. 2.7. Ulcus duodeni F II a, D⊕

Auch dopplernegative Ulzera boten endoskopisch alle IIer-Stadien der Forrest-Einteilung. Bei 13 der 54 Forrest-II a-Läsionen (24 %) wurde endoskopisch die falsche Diagnose „visible vessel" gestellt (Abb. 2.12). Forrest-III-Ulzera stellten sich hingegen korrekt in 79 % als dopplernegativ dar.

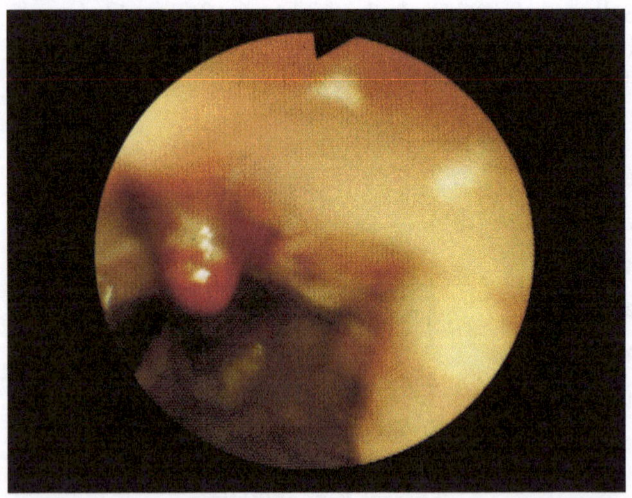

Abb. 2.8. Ulcus duodeni F II b, D⊕

Abb. 2.9. Ulcus pepticum jejuni F II b, D⊖

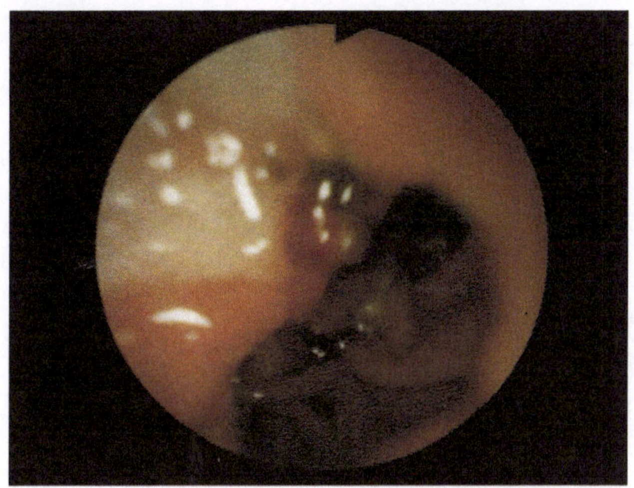

Abb. 2.10. Ulcus pepticum jejuni F III, D⊕

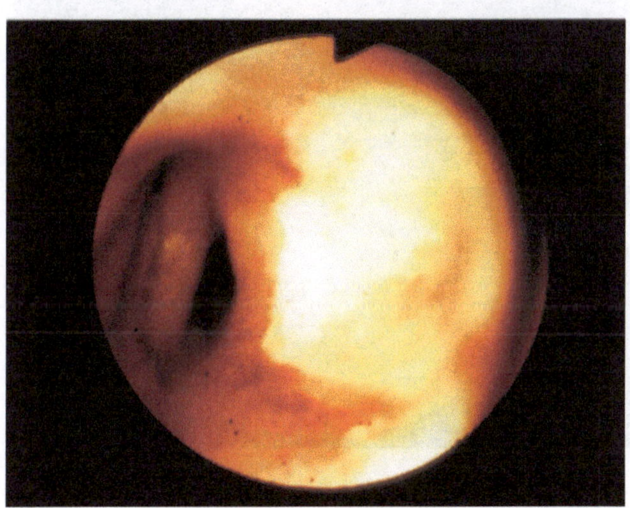

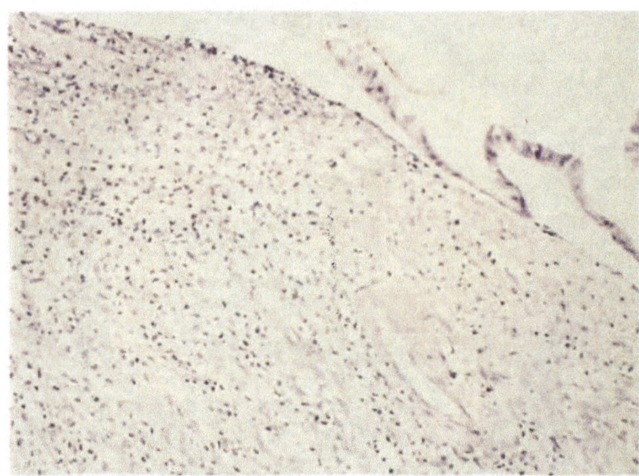

Abb. 2.11. Mikroskopisches Bild des Ulkus von Abb. 2.10, F III, D⊕; im Ulkusgrund mittelkalibriges Gefäß, Resektion wegen Antrumrest bei B-II-Magen

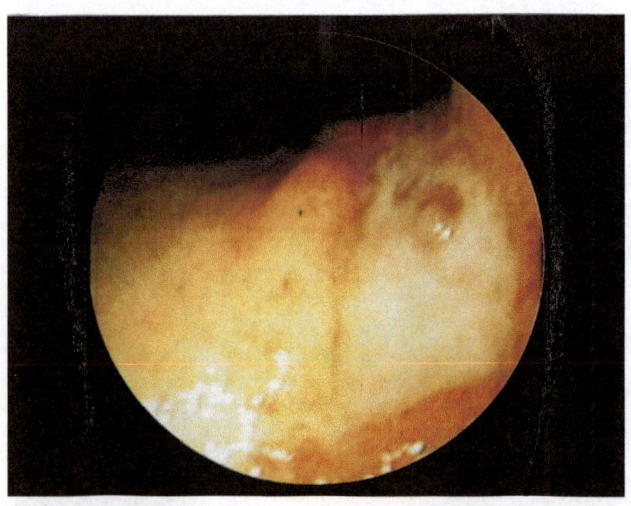

Abb. 2.12. Ulcus ventriculi F IIa, D⊖

2.4.6 Verlaufsbeobachtung der dopplerpositiven Ulzera unter der endoskopischen Injektionsbehandlung

Bei 98 dopplerpositiven Ulzera erfolgte im Rahmen der Erstendoskopie die lokale Injektionsbehandlung mit Suprareninlösung (1/10 000) und/oder Polidocanol. Entsprechend den Angaben von Soehendra et al. wurde um das vermutete Gefäß, mit einer 0,5 mm

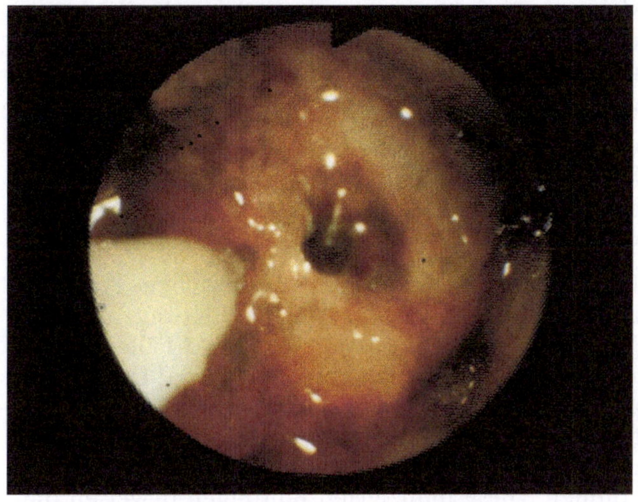

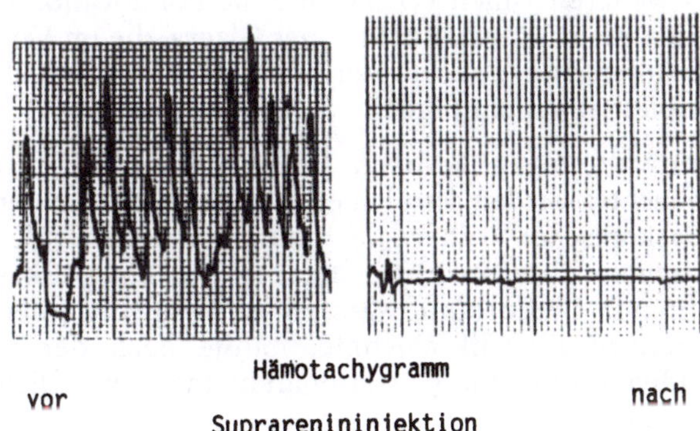

Abb. 2.13. Ulcus ventriculi D⊕, unten Hämotachygramm vor und nach Suprareninjektion

oder 0,7 mm messenden Sklerosierungsnadel, 4–6 ml verdünnte Suprareninlösung, bzw. 3–8 ml Polidocanol injiziert [69, 70]. Die Gesamtmenge variierte je nach endoskopischem Befund und inwieweit es gelang, die Lösung exakt intramural zu applizieren um damit die gewünschten Schleimhautpolster zu erzeugen (Abb. 2.13).

Ein Patient mit einem großen Bulbushinterwandulkus und endoskopisch sowie dopplersonographisch bestätigtem kräftigen Ulkusgefäß wurde, ohne endoskopische Behandlung nach Auftransfusion, direkt der Operation zugeführt. Intraoperativ fand sich ein tief penetrierendes Ulcus duodeni mit einem dicklumigen Ulkusgefäß, das der Arteria gastroduodenalis entstammte.

Das tiefe Bulbushinderwandulkus gilt, wegen der Gefahr einer massiven endoskopisch nicht beherrschbaren Blutung aus dieser Duodenalarterie, als Kontraindikation für lokale endoskopische Maßnahmen.

Im Rahmen der lokalen endoskopischen Therapie trat 11mal (11%) eine arterielle Blutung auf, die jeweils durch Nachinjektion, bzw. in 2 Fällen durch zusätzliche Laserkoagulation, sistierte. Durch die primäre Dopplersondierung ereigneten sich gleichfalls 2 arterielle Blutungen (3%), die durch endoskopische Maßnahmen zum Stillstand gebracht werden konnten. Diese induzierten Blutungen beweisen die korrekte Dopplerregistrierung.

In 5 weiteren Fällen verursachte die Polidocanolinjektion eine Größenzunahme der Ulzera, die im Verlauf unter einer antisekretorischen Therapie jedoch komplett abheilten (Tabelle 2.4).

Rezidivblutungen konnten bei 8 Patienten (8%) beobachtet werden. In 7 Fällen kam es nach erneuter endoskopischer Therapie zum Abheilen der Läsionen. Eine Patientin mit einem analgetikabedingten Bulbushinterwandulkus, die primär den operativen Eingriff ablehnte, mußte nach der 2. Rezidivblutung am 5. stationären Tag schließlich

Tabelle 2.4. Komplikationen durch diagnostisch-therapeutische Maßnahmen bei dopplerpositiven Ulzera (n = 98)

Komplikationen	(n)	[%]
• Forrest-I a-Blutungen unter der Injektionsbehandlung	11	11
• Forrest-I a-Blutungen unter der 2. Injektionsbehandlung	3	3
• Forrest-I a-Blutungen während der Dopplersondierung	3	3
• Größenzunahme der Ulzera durch die Injektionsbehandlung	5	5
Gesamt	22	22

Tabelle 2.5. Ergebnisse der endoskopischen Injektionstherapie bei dopplerpositiven Ulzera (n = 98)

	(n)	[%]
• Rezidivblutungen	8	8
• Mehrfache Injektionsbehandlung aufgrund des Dopplerbefundes	20	20
• Komplikationen durch endoskopische Therapie (insgesamt)	22	22
• Notfalloperationen	1	1
• Elektivoperationen[a]	3	3
• Blutungsbedingte Todesfälle	0	
• Blutungsunabhängige Todesfälle	3	3

[a] Ein zusätzlicher Patient mit dopplerpositivem Ulkus wurde ohne endoskopische Therapie früh elektiv operiert.

doch operativ versorgt werden. Trotz 3maliger lokaler Injektionsbehandlung gelang es nicht, das Ulkusgefäß zu obliterieren. Die Dopplerkontrolle registrierte wiederholt ein positives arterielles Signal, wodurch die erneuten Blutungskomplikationen erklärt werden können. Die Quote der Notfalloperationen lag somit in diesem Kollektiv bei 1% (Tabelle 2.5).

Die Blutungsrezidive traten sowohl bei Forrest-II a- als auch Forrest-II b-Ulzera auf. Das arterielle Gefäß konnte im Rahmen der Erstuntersuchung in 5 Fällen ganz oberflächlich in einer Tiefe von 0,3 mm registriert werden, sowie bei 3 Patienten etwas tiefer bei 0,7 mm (Tabelle 2.6). Die 2 Spätrezidivblutungen nach 5 Tagen ereigneten sich bei Patienten, bei denen aufgrund des schlechten Allgemeinzustandes auf die endoskopisch-dopplersonographische Kontrolle verzichtet wurde (metastasierendes Prostatakarzinom, dekompensiertes Cor pulmonale). Bei der überwiegenden Mehrzahl der Patienten erfolgte nach 24 bzw. 48 h eine Kontrolluntersuchung mit nochmaliger dopplersonographischer Beurteilung. In insgesamt 20 Fällen (20%) zeigte die Dopplerkontrolle im Ulkusgrund erneut oberflächliche arterielle Signale, die zur Fortsetzung der endoskopischen Therapie führten. Hierbei traten 3mal arterielle Blutungen auf. In einer Situation ergab auch die 2. Kontrolle ein positives Signal; deshalb erfolgte

Tabelle 2.6. Übersicht: Rezidivblutungen (n = 8)

Geschlecht (m/w)	Alter (Jahre)	Diagnose	Lokalisation	Forrest-Klassifikation	Dopplertiefe [mm]	Intervall (Tage)	Therapie
m.	75	Ulcus duodeni	Bulbusspitze	II a	0,7	3	Sklerosierung
w.	75	Ulcus ventriculi	Korpus kleine Kurvatur	II b	0,3		Sklerosierung und Laser
m.	69	Ulcus ventriculi	präpylorisch	II b	0,7	5	Sklerosierung
w.	75	Ulcus duodeni	Bulbus dorsal	II a	0,7	1/3/5	3mal Sklerosierung → Operation
m.	50	Ulcus ventriculi	Fundus	II a	0,3	2	Sklerosierung und Laser
w.	68	Ulcus ventriculi	oberes Korpus kleine Kurvatur	II a	0,3	3	Sklerosierung
m.	33	Ulcus duodeni	Bulbusspitze	II b	0,3	1	Sklerosierung
m.	65	Ulcus duodeni	Bulbushinterwand	II b	0,3	1	Sklerosierung

hier eine 3. Suprarenininjektion. Bei allen anderen Patienten konnte im weiteren Verlauf entweder das Tiefertreten des Gefäßes und/oder das völlige Verschwinden des arteriellen Signales nachgewiesen werden.

Bei 3 Patienten (3%) erfolgte im Intervall, ohne Rezidivblutung nach 2–3 Wochen, die chirurgische Resektion. Als Indikation lagen 2mal ein Antrumrest bei B-II-Magen und in einem Fall ein malignes Ulcus ventriculi vor. Insgesamt 3 Patienten (3%) verstarben innerhalb der ersten 3 Wochen, jeweils ohne Zeichen einer Rezidivblutung. Todesursache war in einem Fall ein Herz-Kreislauf-Versagen, 3 Tage postoperativ nach Sigmaresektion wegen perforiertem Sigmadivertikel. Ein weiterer Patient verstarb eine Woche nach der endoskopischen Therapie am metastasierenden Kolonkarzinom, und der 3. Patient erlitt 3 Wochen nach der Ulkusblutung bei Zustand nach rezividierenden zerebralen Insulten einen neuen schweren Insult.

Keiner der Patienten verstarb an blutungsbedingten Komplikationen.

2.4.7 Klinischer Verlauf der dopplernegativen Ulzera

Die 85 Patienten mit dopplernegativen Ulzera erhielten ausschließlich eine medikamentöse Behandlung mit einem H_2-Rezeptorenantagonisten bzw. mit Omeprazol. Eine lokale endoskopische Therapie wurde nicht durchgeführt.

Bei einem einzigen Patienten mit einem dopplernegativen Ulcus ventriculi oberes Korpusdrittel, kleine Kurvatur, Forrest II b trat klinisch inapparent eine Rezidivblutung auf (Rezidivblutungsrate 1%). Nur durch die am 2. Tag durchgeführte Kontroll-ÖGD wurde die Blutung aufgrund des Nachweises von frischem Blut im Magen bemerkt. Die Dopplersonde registrierte diesmal ein arterielles Signal in 0,7 mm Tiefe, weshalb der Bereich sklerosiert wurde. Der weitere Verlauf war komplikationslos (Tabelle 2.7).

In 2 Fällen (2%) erfolgte im Intervall die Magenteilresektion wegen chronischem Ulkusleiden bei fehlender Medikamentencompliance bzw. wegen eines

Tabelle 2.7. Klinischer Verlauf: dopplernegative Ulzera (n = 85)

	(n)	[%]
• Rezidivblutungen	1	1
• Notfalloperationen	0	
• Elektivoperationen	2	2
• Blutungsbedingte Todesfälle	0	0
• Blutungsunabhängige Todesfälle	3	3,5

malignen Magenulkus. Während der stationären Beobachtungszeit verstarben ohne erneute GI-Blutung 3 Patienten (3,5 %). Todesursache war in 2 Fällen ein metastasierender Tumor und im 3. Fall ein dekompensiertes Cor pulmonale.

2.5 Prospektiv randomisierte Therapiestudie Doppler- versus Forrestklassifikation

2.5.1 Fragestellung

Nach den Ergebnissen des Abschnitts 2.4 scheint die dopplersonographisch kontrollierte endoskopische Therapie der bisherigen lokalen Behandlung, die sich nach der Forrest-Klassifikation orientiert, überlegen zu sein. Im folgenden soll anhand einer prospektiv randomisierten Vergleichsstudie der Verlauf von Ulzera, die entsprechend dem Dopplerbefund bzw. der Forrest-Einteilung endoskopisch behandelt wurden, verglichen werden.

2.5.2 Krankengut und Methode

In diese Studie wurden insgesamt 84 Patienten mit akuter Ulkusblutung eingebracht. Aufgenommen wurden jedoch nur Patienten mit Ulzera, die nicht mehr aktiv bluteten, also Forrest-II und -III-Läsionen. Bei aktiver Blutung ist die endoskopische Therapie obligat, hier benötigt man keine dopplersonographische Kontrolle. Die Notfallendoskopie wurde, wie schon in Abschnitt 2.4.2 beschrieben, innerhalb der ersten 8 h nach der stationären Aufnahme durchgeführt. Als Prämedikation erhielten die Patienten intravenös 2–5 mg Midazolam. Als Endoskope kamen die Olympusinstrumente GIF 1 T, oder das Videoendoskop GIF 100 zum Einsatz, als Dopplergerät überwiegend der „Micro-Dop" der Firma DWL. Die endoskopischen Untersuchungen wurden von dem Autor und 3 weiteren Oberärzten (Dr. Benz, Dr. Knobloch, Dr. Maier) der Medizinischen Klinik C des Klinikums Ludwigshafen durchgeführt. Die Zuordnung in die Gruppen „Doppler" oder „Forrest" erfolgte mit Hilfe einer Randomisierungsliste. Zur Berechnung der statistischen Signifikanz wurde der χ^2-Test herangezogen. Statistisch überprüft werden sollte inwieweit sich die Anzahl der Rezidivblutungen, die Notfalloperationsrate und die Letalität in den beiden Gruppen statistisch unterscheiden.

Die Dopplergruppe setzte sich aus 14 Frauen und 28 Männern mit einem Durchschnittsalter von 60 Jahren (25–94 Jahre) zusammen. Der mittlere Hämoglobinwert bei Aufnahme betrug 9,7 g/dl (5,2–14,2 g/dl), 18 Patienten benötigten Bluttransfusionen, der Schockindex errechnete sich im Mittel mit 0,8.

Die Forrestgruppe war vergleichbar zusammengesetzt: 18 Frauen, 24 Männer mit einem Durchschnittsalter von 66 Jahren (24–93 Jahre). Der mittlere Hämoglobinwert lag bei 9,1 g/dl (4,1–14,6 g/dl), 20 Patienten erhielten Erythrozytenkonzentrate, der mittlere Schockindex betrug gleichfalls 0,8.

2.5.3 Dopplergruppe: Befunde und Ergebnisse

Die Notfallendoskopie erbrachte als Blutungsquelle bei 15 Patienten (36 %) ein Ulkus ventrikuli, in 5 Fällen (12 %) lag ein intrapylorisches Ulkus vor und bei 22 Personen (52 %) fand sich ein Ulcus duodeni (Tabelle 2.8).

Die optische Verdachtsdiagnose entsprechend der Forrest-Klassifikation sah wie folgt aus: 15 F-II a-, 8 F-II b-, 7 F-II c- und 12 F-III-Ulzera.

Bei der primären dopplersonographischen Untersuchung konnte bei 22 Ulzera (52 %) eindeutig ein oberflächliches arterielles Signal abgeleitet werden. Im einzelnen registrierte der Doppler bei 10 der insgesamt 15 F-II a-Ulzera (67 %), bei 6 der 8 F-II b-Läsionen (75 %), bei 4 der F-II c-Ulzera (57 %) und bei 3 der 12 F-III-Geschwüre (25 %) einen arteriellen Fluß. Eine korrekte endoskopisch dopplersonographische Übereinstimmung bestand nur in 60 % (10 F-II a, 2 F-II b, 4 F-II c, 9 F-III). In 40 % korrigierte der Doppler die endoskopische Verdachtsdiagnose (Abb. 2.14). Wie schon in Abschn. 2.4.5 beschrieben, fanden sich auch in diesem Kollektiv sowohl in der dopplerpositiven als auch in der dopplernegativen Gruppe alle Forrest-Stadien. Höchst bemerkenswert ist die Tatsache, daß diese Zahlen fast komplett mit den Befunden von Abschnitt 2.4 übereinstimmen.

Bei allen 22 dopplerpositiven Ulzera erfolgte anschließend die lokale Injektionsbehandlung mit Suprarenin, selten zusätzlich mit Polidocanol. Patienten mit dopplernegativen Ulzera erhielten, unabhängig vom Forrest-Stadium, am Tag 1 und 2 Omeprazol i.v. und anschließend bis zur Entlassung das Medikament oral; eine endoskopische Therapie wurde nicht durchgeführt. Nur bei einem der endoskopisch behandelten Ulzera trat am 2. Tag eine Rezidivblutung auf (Rezidivblutungsrate 5 %), die durch Nachsklerosierung definitiv zu therapieren war. In der dopplernegativen Gruppe war keine erneute Blutung zu beobachten. Die Rezidivblutungsrate für das Gesamtkollektiv errechnet sich mit 2,3 %. Keiner der 42 Patienten bedurfte einer Notfalloperation,

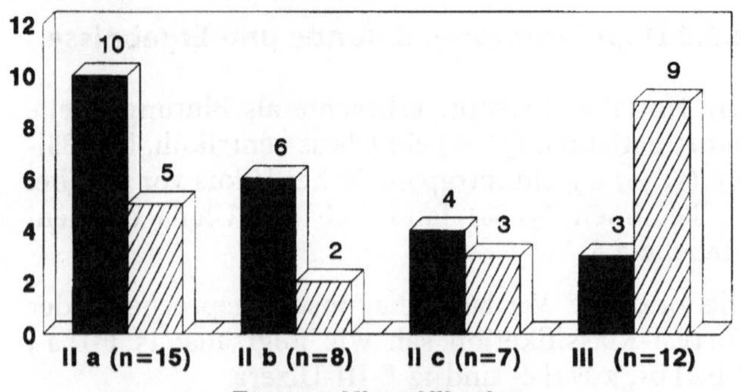

Abb. 2.14. Vergleich: Dopplersonographie vs. Forrest-Klassifikation (n = 42)

alle 42 Patienten konnten nach Hause entlassen werden (Letalität 0 %).

2.5.4 Forrest-Gruppe: Befunde und Ergebnisse

In diesem Kollektiv fanden sich endoskopisch als Blutungsquelle 16mal ein Ulcus ventriculi (38 %), einmal ein intrapylorisch lokalisiertes Geschwür (2 %) und in 25 Fällen ein Ulcus duodeni (60 %). Die Forrest-Zuordnung hatte folgendes Aussehen: 15 F-II a-, 6 F-II b-, 10 F-II c- und 11 F-III-Ulzera (Tabelle 2.8).

In 34 Fällen wurde zusätzlich die endoskopische Dopplersonographie durchgeführt, wobei analog zu Abschn. 2.5.3 bei 17 Läsionen der Doppler ein arterielles Signal anzeigte (50 %), in 17 weiteren Fällen konnte kein Flow nachgewiesen werden (dopplernegativ 50 %). Eine Übereinstimmung zwischen dem endoskopischen Bild und dem Dopplerbefund lag in 67 % vor, in 33 % waren die Einstufungen diskrepant.

Bei allen 15 F-II a-Ulzera und bei 3 F-II b-Läsionen wurde Suprareninlösung, in Einzelfällen zusätzlich

Tabelle 2.8. Klinische und endoskopische Daten der Doppler- bzw. Forrest-Gruppe

	Dopplergruppe	Forrest-Gruppe
Patienten (n)	42	42
Geschlecht (w/m)	14/28	18/24
Durchschnittsalter (Spanne)	60 (25–94)	66 (24–93)
Hämoglobin (Mittelwert)	9,7 g/dl	9,1 g/dl
Schockindex (Mittelwert)	0,8	0,8
Ulcus ventriculi	15 (36 %)	16 (38 %)
intrapylorisches Ulkus	5 (12 %)	1 (2 %)
Ulcus duodeni	22 (52 %)	25 (60 %)
F-II a	15 (36 %)	15 (36 %)
F-II b	8 (19 %)	6 (14 %)
F-II c	7 (17 %)	10 (24 %)
F-III	12 (28 %)	11 (26 %)
Doppler ⊕	22 (52 %)	21 (50 %)
Doppler ⊖	20 (48 %)	21 (50 %)

Polidocanol injiziert. Die Rate der initialen und endoskopischen Intervention lag somit bei 43 % (18 Patienten), dies ist niedriger, als im Dopplerkollektiv mit 52 % (22 Patienten). Im weiteren Verlauf traten bei insgesamt 7 Patienten Rezidivblutungen auf, in 5 Fällen bei Ulzera, die primär sklerosiert wurden und bei 2 weiteren Ulzera (F-II b, F-II c), die keine lokale endoskopische Behandlung erfuhren. Die Rezidivblutungsrate für das Gesamtkollektiv errechnet sich mit 17 %. In allen diesen 7 Fällen signalisierte der zusätzlich eingesetzte Doppler ein arterielles Signal, also auch bei den 2 endoskopisch nicht behandelten Ulzera, die anschließend erneut bluteten.

Notfalloperationen mußten bei 5 Patienten durchgeführt werden (Notfalloperationsrate 12 %), insgesamt 2 Patienten verstarben davon blutungsbedingt, trotz der chirurgischen Intervention (blutungsbedingte Letalität 5 %).

2.5.5 Zusammenfassung

In dieser hier vorgestellten prospektiv randomisierten Vergleichsstudie Doppler- vs. Forrest-Klassifikation sind, bei vergleichbaren Kollektiven von jeweils 42 Patienten mit Ulkusblutung, die Ergebnisse der endoskopischen Behandlung deutlich diskrepant.

Die endoskopisch-dopplersonographische Übereinstimmung betrug in der Dopplergruppe nur 60 %, in 40 % korrigierte der Doppler die optische Forrest-Einstufung. In der Forrest-Gruppe lag die visuell-dopplersonographische Korrelation ähnlich bei 67 %, in 33 % signalisierte der Doppler einen vom endoskopischen Bild abweichenden Befund. Rezidivblutungen traten in der Dopplergruppe mit 2,3 % signifikant seltener auf als im Forrest-Kollektiv, in dem in 17 % erneute Blutungen zu beobachten waren ($p = 0{,}026$). Auch bei der Rate der Notfalloperationen fand sich ein statistisch signifikanter Unterschied ($p = 0{,}021$), bei keinem der 42 Patienten aus der Dopplergruppe mußte chirurgisch interveniert werden, keiner der Patienten verstarb (Tabelle 2.9). Im Gegensatz hierzu zwangen in der Forrest-

Tabelle 2.9 Ergebnisse: Doppler- vs. Forrest-Klassifikation

	Dopplergruppe n = 42	Forrest-Gruppe n = 42	p
• Rezidivblutungen	1 (2,3 %) D ⊕ Ulzera 1 (4,5 %) D ⊖ Ulzera 0	7 (17 %)	0,026
• Notfalloperationen	0	5 (12 %)	0,021
• Blutungsbedingte Todesfälle	0	2 (5 %)	0,15
• Todesfälle insgesamt	0	4 (10 %)	0,04

Gruppe in 5 Fällen Rezidivblutungen zu Notfalloperationen, 2 Patienten verstarben postoperativ, 2 weitere verstarben unabhängig von der Blutung an ihren gravierenden Begleiterkrankungen. In dieser ersten kontrollierten Studie zeigt sich der Doppler gegenüber der rein optischen Forrest-Klassifikation eindrucksvoll überlegen. Als objektiveres Verfahren sind unter dieser Behandlungsstrategie weniger Rezidivblutungen, Notfalloperationen und eine Abnahme der Letalität zu erwarten.

2.6 Das Ulcus Dieulafoy als Sonderform einer arteriellen Blutung

Diese Sonderform einer akuten Schleimhauterosion, erstmals von E. Gallard 1884 als „Aneurysma der Magenwand“ und schließlich 1896 von G. Dieulafoy als Exulceratio simplex und als Vorstufe eines Magenulkus beschrieben, stellt einen seltenen Befund dar [20, 26]. Ungefähr 1–2 % aller akuten oberen GI-Blutungen sind durch diese Rarität verursacht.

Beim Ulcus Dieulafoy kommt es nicht zur Aufzweigung der Arterien in ein submuköses Gefäßnetz, sondern das meist großkalibrige Gefäß steigt als

Endarterie ohne Aufteilung und ohne sich zur Peripherie hin zu verjüngen, direkt in die Mukosa. Entwickelt sich an dieser Stelle, z. B. durch den erhöhten intramuralen Druck, ein Schleimhautdefekt, kann dies zur lebensbedrohlichen GI-Blutung führen [21, 38].

Der überwiegende Teil dieser Mukosadefekte ist im oberen Magendrittel lokalisiert, kann jedoch auch im gesamten GI-Trakt wie Ösophagus, Duodenum oder Kolon vorkommen [61, 73].

Die endoskopische Diagnose stellt große Probleme dar, nicht selten wird die Läsion übersehen oder fehlgedeutet [57]. Optisch imponiert diese Blutungsquelle meist als winzige, 2–5 mm messende Erosion, in sonst unauffälliger Schleimhaut, die bei spontaner Hämostase, durch ein kleines adhärentes Koagel verdeckt ist. Oftmals benötigt es mehrerer endoskopischer Untersuchungen, bis die Blutungsursache gefunden ist. Die Therapie der Wahl ist auch hier primär die endoskopische Blutstillung mit definitiven Erfolgsraten von 80–95 %, in 5–20 % sind operative Eingriffe notwendig [3, 60].

Der endoskopische Doppler kann hierbei sowohl zur Diagnosesicherung als auch zur Therapiekontrolle wichtige Hilfestellung leisten. Die Dopplersonde kann eindeutig durch das in der Mukosa abgeleitete hochfrequente arterielle Signal das Gefäß identifizieren und damit die Diagnose sichern. Harmlos ähnlich aussehende Koagel oder kleinere Läsionen sind durch den Doppler von einem Ulcus Dieulafoy leicht zu differenzieren.

In einem eigenen Kollektiv von 5 Patienten mit Ulcus Dieulafoy gelang in allen Fällen die sichere dopplersonographische Diagnose und erfolgreiche endoskopische Therapie. Bei einem Patienten trat eine, letztlich endoskopisch beherrschbare Rezidivblutung auf, keiner der Patienten benötigte einen chirurgischen Eingriff. Bis zum Verschwinden des arteriellen Signals bedurfte es im Mittel 2 therapeutischer Interventionen (Abb. 2.15).

In einem anderen besonders komplizierten Fall, in den die ganze Abteilung involviert war, konnte durch den Doppler die Verdachtsdiagnose Ulcus Dieulafoy objektiv ausgeschlossen werden.

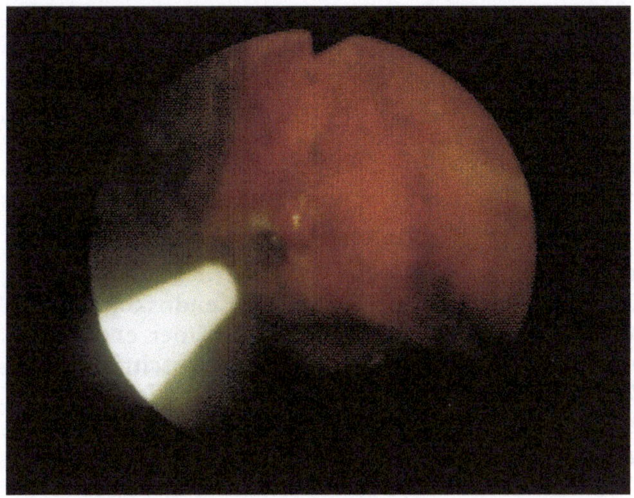

Abb. 2.15. Ulcus Dieulafoy mit Dopplersonde

Es handelte sich um eine 24jährige Patientin, die mit rezidivierendem Bluterbrechen und Teerstuhl von einer auswärtigen Klinik mit der Diagnose „Ulcus Dieulafoy" zur weiteren Behandlung in unsere Abteilung verlegt wurde. Bei der Erstuntersuchung fand sich im Rahmen der endoskopischen dopplersonographischen Diagnostik an vorbeschriebener Stelle ein kleines Koagel, bei sonst unauffälligem Magen. Erstaunlicherweise registrierte der Doppler jedoch kein Signal, und nach Entfernen des Koagels trat keine Blutung auf, weshalb auf eine weitere endoskopische Behandlung verzichtet wurde. Als die Patientin jedoch am folgenden Tag nochmals Blut erbrach, wurde endoskopisch erneut ein wandadhärentes Koagel im mit Hämatin gefüllten Magen festgestellt. Obwohl der Doppler wiederholt einen negativen Befund zeigte, wurde lokal Suprarenin und Polidocanol injiziert. Diese Blutungsperioden traten während der stationären Beobachtungszeit noch zweimal auf ohne, daß ein relevanter Hämoglobinabfall nachzuweisen war. Es entstand deshalb der Verdacht, daß es sich um eine artefiziell verursachte GI-Blutung handeln müßte, weshalb beschlossen wurde, den Nachttisch der Patientin zu inspizieren. Dabei fand sich, wie vermutet, ein Glas mit roter Flüssigkeit, das sich labortechnisch als Tierblut analysieren ließ. Im Rahmen einer weiteren ausführlichen Exploration wurde deutlich, daß die Patientin an einer schweren psychotischen Persönlichkeitsstörung litt, in deren Folge es ihr fast gelungen wäre, den operativen Eingriff zu erzwingen. Ihr Agieren war als eine Variante des Münchhausen-Syndroms zu verstehen [84]. Am Beispiel dieser Kasuistik läßt sich feststellen: der „Doppler" ist nicht zu täuschen.

Der Doppler identifiziert und objektiviert diese seltene Blutungsursache und dient darüber hinaus als Therapiekontrolle der lokalen endoskopischen Behandlung. Selbstverständlich kann der endoskopische Doppler nur bei verdächtigen umschriebenen Befunden Hilfestellung leisten, bei komplett unauffälliger Schleimhaut ist es unsinnig, quasi planimetrisch die Magenmukosa auf oberflächliche Gefäße abzufahren.

2.7 Das Ulkusgefäß aus historischer Sicht und deren klinische Bedeutung in aktuellen Studien

Das Ulkusgefäß beschäftigt seit der Erstbeschreibung durch Cruveilher intensiv die pathoanatomische Forschung [18]. Er beschrieb schon 1829 in seinem Anatomieatlas einen Patienten, der durch eine massive Magenulkusblutung verstarb. Bei der Sektion fand sich zentral im Ulkus eine arrodierte dicklumige Arterie.

Über ein Jahrhundert lang glaubte man, daß die Atherosklerose der Magengefäße mit die Hauptursache für die, besonders bei älteren Patienten, letal verlaufende Ulkusblutung sei und zusätzlich zentrale Bedeutung für die Ulkusentstehung besitze [30]. Man vermutete, daß bei einer Blutung die atherosklerotischen Veränderungen die notwendige Kontraktion des Ulkusgefäßes verhindere und damit verantwortlich für die nicht spontan sistierende Blutung sei [1, 36].

Selbst die Hypertonie galt als wesentlicher Faktor für die massive Ulkusblutung [1]. Speziell der Begriff des sog. Altersulkus sollte auf den Zusammenhang Atherosklerose, Ulkusentstehung und erhöhte Blutungsgefahr hindeuten [72, 80]. Auch die

Gefäßarchitektur der Magenwand war lange Zeit umstritten. Man faßte die Schleimhautgefäße überwiegend als Endarterien auf [36].

Erst Osborn gelang es mit seiner umfassenden Vergleichsstudie, die Bedeutung der Atherosklerose für die Ulkusentstehung und -blutung zurecht zu rükken [53]. Er konnte weder in 327 histologisch aufgearbeiteten Ulkusmägen, bzw. in 50 normalen Mägen von verstorbenen Herzinfarktpatienten, noch in 26 Magenresektaten von Verstorbenen mit massiver Ulkusblutung, eine relevante Atherosklerose der Ulkusgefäße nachweisen. Sein Resümee lautete:

> **"The gastric arteries at all ages are very nearly immune from the usual forms of arteriosclerosis. Arteriosclerosis cannot play any part in massive haemorrhage from peptic ulcer."**

Er korrigierte auch das Bild von den Endarterien und wies auf das stark verzweigte Netz der Submukosagefäße hin. Die Arterien treten abgewinkelt fast im rechten Winkel durch die Muscularis propria und verästeln sich netzartig in der Submukosa [74, 80] (Abb. 2.16). Bei fehlender Aufzweigung, der sog. „Kaliberpersistenz", reicht das Gefäß bis an die Mukosa heran und kann den Befund eines Ulcus Dieulafoy erzeugen [20].

Die Bedeutung des Ulkusgefäßes für die Prognose der Ulkusblutung ist seit langem bekannt. Chalmers fand in einer größeren Serie von Autopsien bei 26 der 50, an einer massiven Ulkusblutung Verstorbener, dickkalibrige Ulkusgrundgefäße [13] (Abb. 2.17).

Endoskopisch beschrieben erstmals Gutzeit u. Tietge Stigmata der akuten Blutung im Sinne eines nicht zu beseitigenden Koagels über einer Läsion, und Schindler diskutierte als erster die prognostische Bedeutung der damals noch mit dem starren Gastroskop aufzuspürenden Ulkusgefäße [29, 66].

Forrest bewertete die „protruding artery", wie er das endoskopische Bild beschrieb, als ein wichtiges Blutungsstigmata, Griffits et al. [28] und Storey et al. [75] schließlich konnten durch ihre Untersuchungen das

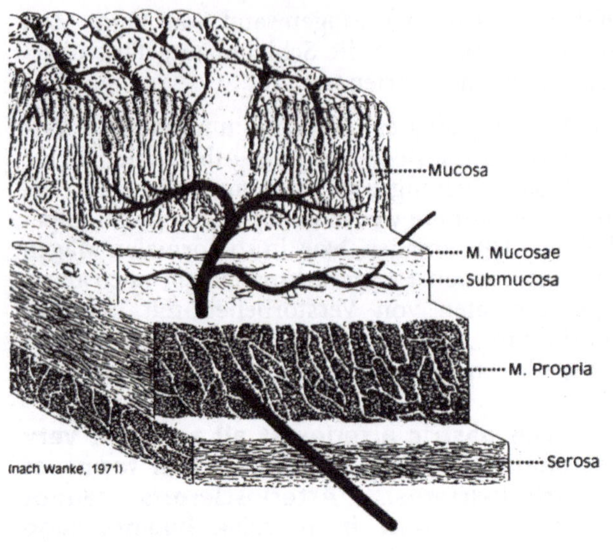

Abb. 2.16. Gefäßarchitektur der Magenwand. (Aus [74])

hohe Rezidivblutungsrisiko bei Ulkusgefäßen beweisen [28, 75].

Griffiths diagnostizierte bei 18 % seiner Ulkuspatienten ein Ulkusgefäß, welches in 86 % zu einer Rezidivblutung und in 75 % zur Notfalloperation

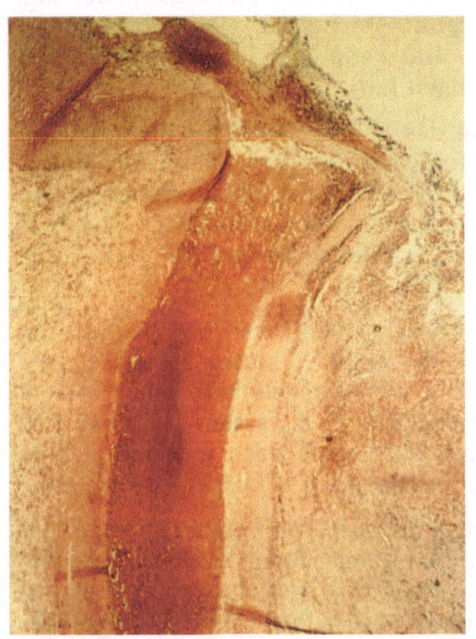

Abb. 2.17. Ulkusgrund mit dickkalibrigem Gefäß

führte. Bei Storey lag der Anteil der sichtbaren Gefäße bei 48 %, wobei in 56 % erneute Blutungsepisoden auftraten. Im Vergleich hierzu bluteten nur 8 % der Ulzera mit Koagel bzw. hämatinbelegtem Ulkusgrund. Ulzera ohne Blutungsstigmata heilten alle ohne weitere Komplikationen ab. Diese Ergebnisse konnten durch zahlreiche weitere Studien bestätigt werden [24, 76, 77, 79].

Doch wie sicher ist die endoskopische Diagnose „Gefäßstumpf"? Allein schon die Vielzahl der synonym verwendeten Begriffe für Ulkusgefäße spiegelt eindrucksvoll die Problematik der rein optischen Interpretation wider:

- „visible vessel",
- „protruding artery",
- „sentinal clot",
- „flat colored spot",
- „pigmented protuberance".

Swain et al. fanden hierzu in einer bisher einzigartigen Vergleichsstudie nur in 37 % eine Übereinstimmung zwischen der endoskopisch vermuteten Arterie und einem auch histologisch nachweisbarem Ulkusgefäß [78]. In der Mehrzahl der Fälle entsprach der endoskopische Befund histologisch einem Koagel, welches dem Ulkusgrund aufsaß und ein tiefergelegenes Gefäß abdeckte. Der mittlere Durchmesser der Gefäße lag bei 0,66 mm mit einer Varianzbreite von 0,11–1,82 mm. Nur 20 % der Gefäße besaßen einen größeren Durchmesser als 1 mm. Atherosklerotische Veränderungen konnten nicht nachgewiesen werden.

Von Bedeutung für die lokale endoskopische Therapie und die Dopplersonographie sind seine Angaben über die durchschnittliche Arterienwanddicke von 0,19 mm. Der mittlere Durchmesser der Magenwand errechnete sich mit 4,7 mm (2,08–8,22 mm), bei einer durchschnittlichen Muscularis-propria-Dicke von 2,23 mm. Swain et al. weisen darauf hin, daß die Gefäßwand normalerweise durchsichtig ist und folglich schwierig von anderen blauen oder schwarzen Strukturen im Ulkusgrund zu unterscheiden sei. Der dunkle Fleck, den der Endoskopiker sieht, ist entweder Blut in einem Gefäß oder häufiger ein Koagel auf einem eventuellen Gefäß. Gleichzeitig korrigiert er auch die Vorstellung, das Ulkusgefäß sei eine Endarterie. In angiographischen Versuchen ließ sich meistens ein zuführender und ein abführender Ast - zum Gefäßstumpf - darstellen.

Ebenso hinterfragt Johnston den Begriff des nicht blutenden sichtbaren Gefäßes. Er vermutet, daß der Untersucher nur ein mit einem Koagel bedeckten Nebenast sieht, das eigentlich größere und für die Blutung verantwortliche Gefäß liege tiefer und sei endoskopisch nicht identifizierbar. Er schlug hierfür den Begriff des „sentinal clot“ vor, ein sog. Wachpostenkoagel, ein optischer Markierungspunkt für ein tieferliegendes Ulkusgefäß [34, 35].

Dies hätte elementare Bedeutung für den Erfolg der lokalen endoskopischen Therapie und kann als Argument für die Notwendigkeit einer dopplersonographischen Therapiekontrolle herangezogen werden. Nicht nur das Gefäß ist lokal zu obliterieren, sondern auch das Areal um den Gefäßstumpf ist zu koagulieren oder zu sklerosieren, um Rezidivblutungen aus einem der Nebenäste zu vermeiden.

Das sich ändernde unterschiedliche Bild des Ulkusgefäßes bzw. Wachpostenkoagels erklärt er durch den Alterungsprozeß, den das Koagel durchmacht (Abb. 2.18). Die Blutung aus einem arrodierten Ulkusgefäß wird primär spontan durch ein großes rotes Koagel gestoppt. Das Gefäß ist nach wie vor perfundiert. Fällt das Koagel ab, kommt es zur Rezidivblutung. Im weiteren Verlauf wird ein Großteil des Koagels u.a. aufgrund des sauren Magen-pH abgebaut, das Hämoglobin ändert seine Farbe, das Koagel imponiert als dunkler Fleck. Schließlich, nach kompletter Hämolyse, bleibt nur noch ein kleiner Pfropf aus Fibrin und Thrombozyten adhärent auf dem Ulkusgrund verankert.

Auf die klinische Bedeutung des endoskopischen Dopplers zur sicheren Erfassung von Ulkusgefäßen und zur Vorhersage von Rezidivblutungen, wies erstmals Beckly [5, 6] hin. Die endoskopische Diagnose F-II a-Ulkus korrelierte nur in 55 % mit dem dopplersonographischen Befund. Rezidivblutungen ereigneten sich bei dopplerpositiven Ulzera in 73 %,

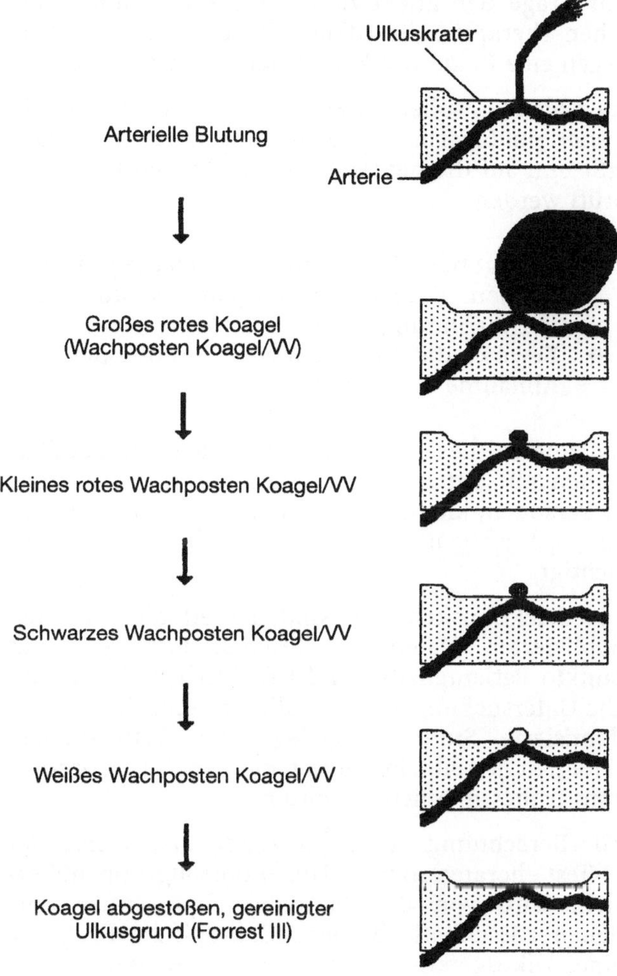

Abb. 2.18. Entwicklung der Blutungsstigmata bei blutenden Ulzera. (Aus [34])

im Gegensatz zu nur 5 % bei dopplernegativen Befunden.

Etwas niedrigere Rezidivblutungsraten von 40–45 % bei dopplerpositiven gastroduodenalen Geschwüren beobachteten Schmitt u. Lux bzw. Fullarton u. Murray [25, 26]. In einer weiteren Arbeit mit relativ kleinen Patientengruppen, konnte Beckly schließlich die Rezidivblutungsrate bei dopplerpositiven Ulzera durch Anwendung des Nd-Yag-Lasers auf 48 % senken. Unter der Injektionstherapie verringerte sich das Risiko sogar auf 20 % [8].

Zur Frage der Effektivität der lokalen endoskopischen Therapie beim Ulkus mit Gefäßstumpf (F-II a) liegen eine Reihe von kontrollierten Studien vor.

Im folgenden sollen, in Form einer Metaanalyse, die bisher publizierten Untersuchungen zusammengefaßt und auf die beiden zentralen Fragen hin überprüft werden.

- Gelingt bei F-II a-Läsionen durch die endoskopischen Therapieformen eine Senkung der Rezidivblutungsrate?
- Bewirkt die therapeutische Endoskopie eine Abnahme der Letalität?

Eingang in diese Metaanalyse fanden nur Publikationen mit Patientenpopulationen von mindestens 10 Personen, kleinere Kollektive erscheinen weniger aussagekräftig und wurden deshalb nicht berücksichtigt.

Die Selektionskriterien sind, soweit dies aus den publizierten Daten der Studien hervorgeht, in punkto Patientenalter und Geschlecht vergleichbar. Die Untersuchungen waren alle als kontrollierte randomisierte Studien angelegt, die Gastroskopien erfolgten jeweils im Sinne der Notfallendoskopie zum frühestmöglichen Zeitpunkt.

Zur Berechnung der Signifikanzgrenze wurde der χ^2-Test herangezogen. Die Kontrollgruppenübersicht wird von den Patienten repräsentiert, bei denen ausschließlich die endoskopische Diagnose eines Ulkusgefäßes gestellt und der weitere Verlauf ohne lokale endoskopische Maßnahmen abgewartet wurde (Tabelle 2.10). In der Sammelstatistik „Therapiegruppen“ sind Studien zusammengefaßt, in denen als endoskopische Therapieformen die Injektionsbehandlung, die Laser- und Elektrokoagulation sowie Kombinationsmethoden zum Einsatz kamen (Tabelle 2.11).

Diese Daten werden in Abschnitt 2.8 den Ergebnissen der eigenen Untersuchungen gegenübergestellt. Bedauerlicherweise fehlen in einzelnen Studien die Anzahl der Notfalloperationen und es wurde versäumt, zwischen der blutungsbedingten und der davon unabhängigen Letalität zu unterscheiden. Aus

Tabelle 2.10. Kontrollierte Studien bei F-II a-Ulzera: Kontrollgruppen (n = 15)

Autor	Patientenzahl (n)	Rezidivblutungen (n)		Notfalloperationen (n)		blutungsbedingte Letalität (n)		Letalität insgesamt (n)	
Swain et al. [76]	24	13	(54 %)	12	(50 %)	5	(21 %)	5	(21 %)
Vallon et al. [79]	16	8	(50 %)	5	(31 %)	3	(19 %)	3	(19 %)
Papp [55]	16	13	(81 %)	9	(56 %)	1	(6 %)	1	(6 %)
Rutgeerts et al. [64]	22	7	(32 %)	5	(23 %)	3	(14 %)	3	(14 %)
Freitas et al. [23]	17	9	(53 %)	8	(47 %)	2	(12 %)	3	(18 %)
O'Brien et al. [51]	43	16	(37 %)	–	–	–	–	–	–
Swain et al. [77]	31	15	(48 %)	15	(48 %)	–	–	–	–
Brearley et al. [11]	21	8	(38 %)	4	(19 %)	0	(0 %)	0	(0 %)
Krejs et al. [39]	15	2	(13 %)	–	–	–	–	–	–
Moreto et al. [48]	15	5	(33 %)	5	(33 %)	1	(7 %)	1	(7 %)
Panes et al. [54]	21	15	(71 %)	8	(38 %)	1	(5 %)	1	(5 %)
Balanzo et al. [4]	27	8	(30 %)	15	(56 %)	–	–	1	(4 %)
Buset et al. [12]	46	17	(37 %)	5	(11 %)	1	(2 %)	1	(2 %)
Laine [40]	37	15	(41 %)	11	(30 %)	0	(0 %)	0	(0 %)
Rutgeerts et al. [65]	20	12	(60 %)	7	(35 %)	1	(5 %)	2	(10 %)
Gesamt	371	163	(44 %)	113/313	(36 %)	18/255	(7 %)	21/282	(7 %)

Tabelle 2.11. Kontrollierte Studien bei F-II a-Ulzera: „Therapiegruppen“ *L* Laser, *E* Elektrokoagulation, *I* Injektionstherapie (n = 15)

Autor	Therapie-verfahren	Patienten-zahl (n)	Rezidivblutungen (n)		Notfalloperationen (n)		blutungsbedingte Letalität (n)		Letalität insgesamt (n)	
Swain et al. [76]	L.	17	4	(24%)	4	(24%)	0	(0%)	0	(0%)
Vallon et al. [79]	L.	19	8	(42%)	6	(32%)	3	(16%)	3	(16%)
Papp [55]	E.	16	1	(6%)	1	(6%)	0	(0%)	0	(0%)
Rutgeerts et al. [64]	L.	14	3	(21%)	2	(14%)	2	(14%)	2	(14%)
Freitas et al. [23]	E.	14	3	(21%)	2	(14%)	1	(7%)	1	(7%)
O'Brien et al. [51]	E.	43	7	(16%)	–	–	–	–	–	–
Swain et al. [77]	L.	28	4	(14%)	4	(14%)	–	–	–	–
Brearley et al. [11]	E.	20	6	(30%)	5	(25%)	0	(0%)	0	(0%)
Krejs et al. [39]	L.	14	5	(36%)	–	–	–	–	–	–
Moreto et al. [48]	E.	10	1	(10%)	0	(0%)	0	(0%)	0	(0%)
Panes et al. [54]	I.	18	8	(44%)	2	(11%)	1	(5%)	1	(5%)
Balanzo et al. [4]	I.	24	4	(17%)	4	(17%)	–	(0%)	1	(4%)
Buset et al. [12]	L.	42	10	(24%)	3	(7%)	2	(5%)	2	(5%)
Laine [40]	E.	37	7	(19%)	3	(8%)	0	(0%)	1	(3%)
Rutgeerts [65]	L.+I.	60	12	(20%)	5	(8%)	–	–	4	(7%)
Gesamt		376	83	(22%)	41/293	(14%)	9/207	(4%)	15/291	(5%)

diesem Grunde differieren in Tabelle 2.11 die Gesamtzahlen in den waagrechten Spalten.

Bei Patienten mit F-II a-Läsionen, die nicht prophylaktisch lokal endoskopisch behandelt wurden, variierte die Rezidivblutungsrate zwischen 13 und 81 %, der Durchschnittswert betrug 44 %. Gleiches gilt für die Anzahl der Notfalloperationen, die in 11–56 % der Fälle (Mittelwert 36 %) durchgeführt werden mußten. Die blutungsbedingte sowie Gesamtletalität lag im Durchschnitt bei 7 %. Diese Daten korrelieren mit Werten früherer Veröffentlichungen [28, 75].

Durch die prophylaktische, endoskopische Therapie gelang im Durchschnitt eine Halbierung der Rezidivblutungsrate auf 22 % ($p < 0{,}0001$). Bemerkenswert ist auch hier die große Spannbreite der Blutungsrezidive, trotz lokaler endoskopischer Maßnahmen von 6–44 %. Die Anzahl der Notfalloperationen sank gleichfalls im Mittel auf 14 % ($p < 0{,}0001$), die Letalität errechnet sich mit 5 % (n.s.).

Bei der Analyse der einzelnen Studien hingegen zeigte sich, daß nur in 5 der 15 kontrollierten Untersuchungen eine signifikante Abnahme der Rezidivblutungsrate und nur in 4 eine signifikante Reduktion der Notfalloperationen gelang, sofern als Signifikanzgrenze ein p von 0,05 festgelegt wurde [12, 40, 65, 77].

Statistische Aussagen über die Letalität sind bei diesen kleinen Kollektiven nicht möglich, ebenso ergibt sich für die gesamte Therapiegruppe keine signifikante Senkung der Letalität im Vergleich zur Kontrollgruppe.

Auch bei Berücksichtigung der Studien, in denen ausschließlich die Injektionsmethode eingesetzt wurde, ergeben sich ähnliche Zahlen wie für das Gesamtkollektiv „Therapiegruppen“ (Tabelle 2.12). Die verschiedenen Blutstillungsmethoden sind alle vergleichbar effektiv, wichtiger als die Vielfalt der potentiell verfügbaren Verfahren ist das genaue Beherrschen einer dieser Methoden durch den endoskopierenden Arzt [17].

Über die Gründe, weshalb in der Therapiegruppe derartige Unterschiede in der Rezidivblutungsrate vorhanden sind, kann nur spekuliert werden. Es ist

Tabelle 2.12. Zusammenfassung „Injektionsmethoden" (n = 4). **S** Suprarenin, **P** Polidocanol

Autor	Injektionsmittel	Patientenzahl	Rezidiv-blutungen	Notfall-Operationen	blutungsbedingte Letalität	Letalität insges.
Panes	S + P	18	8 (44 %)	2 (11 %)	1 (5 %)	1 (5 %)
Balanzo	S + P	24	4 (17 %)	4 (17 %)	–	1 (4 %)
Rutgeerts	S	20	6 (30 %)	2 (10 %)	–	1 (5 %)
	S + P	20	2 (10 %)	0	–	2 (10 %)
Gesamt		82	20 (24 %)	8 (10 %)	1/18 (5,5 %)	5/82 (6 %)

zu vermuten, daß die Ulkusgefäße z.T. nicht exakt lokalisiert, oder nur inkomplett und damit ineffektiv obliteriert wurden. Die hohe Rezidivblutungsrate und dabei besonders die noch immer große Zahl von Notfalloperationen, muß der nicht optimalen endoskopischen Therapie zugeschrieben werden.

Die dargestellte Übersicht in Form einer Metaanalyse zeigt einen positiven Effekt der endoskopischen Therapie. Dennoch deutet die ausgeprägte Schwankungsbreite der Rezidivblutungen und die weiterhin hohe Rate an Notfalloperationen auf gravierende diagnostische und therapeutische Probleme hin. Diese liegen zum einen in der exakten Identifikation des Ulkusgefäßes, zum anderen in der Beurteilung der lokalen endoskopischen Maßnahmen. Aufgrund dieser dargestellten Problematik wurde bereits in der Vergangenheit von verschiedenen Autoren ein endoskopisches Dopplerverfahren, im Sinne einer objektiven Kontrollmöglichkeit, gefordert [34, 41].

2.8 Bewertung der eigenen Ergebnisse im Vergleich zur Literatur

In der eigenen prospektiven Studie bei insgesamt 184 Patienten mit klinisch relevanter Ulkusblutung, bei denen sowohl die endoskopische als auch die dopplersonographische Untersuchung durchführbar war, traten in 5 % Rezidivblutungen auf (s. Abschn. 2.4). Berücksichtigt man nur die 98 Patienten mit positivem Dopplersignal, bei denen aufgrund dieses Befundes lokal um das dopplersonographisch gesicherte Ulkusgefäß Suprarenin und/oder Polidocanol injiziert wurde, so ereigneten sich in dieser Gruppe in 8 % erneute Ulkusblutungen. Diese Rezidivblutungsrate ist hoch signifikant niedriger, als in den „Kontrollgruppen" mit 44 % ($p < 0{,}0001$) und ist gleichfalls im Ergebnis wesentlich besser, als in der Sammelstatistik „Therapiegruppen", mit 22 % Blutungsrezidiven ($p = 0{,}002$) (Abb. 2.19). Aufgrund der geringen Rezidivrate mußte nur in 1 % der Fälle notfallmäßig eine Operation erfolgen. Dieser Wert ist im Vergleich zu den „Kontrollgruppen" mit 36 % Notfalloperationen hochsignifikant niedriger ($p < 0{,}0001$). Auch nach den, in der Sammelstatistik

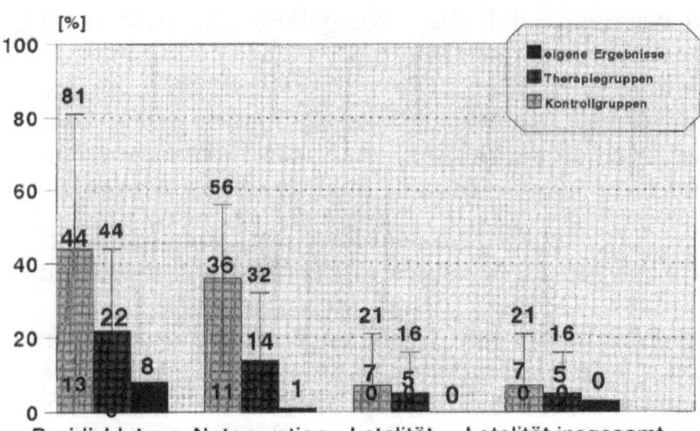

Abb. 2.19. Gastroduodenale Ulzera mit Gefäßstumpf, Vergleich: Metaanalyse mit eigenen Ergebnissen

„Therapiegruppen" errechneten Daten war, mit 14 % signifikant häufiger ein operativer Notfalleingriff erforderlich ($p = 0{,}0003$).

Die in der eigenen Untersuchung erreichte geringe Rezidivblutungsrate und die sich daraus ableitende minimale Notfalloperationsquote ist das Ergebnis der exakten dopplersonographischen Identifikation des Ulkusgefäßes und der im weiteren Verlauf dopplersonographischen Kontrolluntersuchungen. Gelang bei der ersten endoskopischen Therapie keine Obliteration des Gefäßes, erfolgte im Rahmen der Kontrolluntersuchung nach 24–48 h bei noch dopplerpositivem Befund, vor der Manifestation einer möglichen erneuten Blutung, die Wiederholung der Sklerosierungstherapie. Dies war in insgesamt 20 % der Fälle notwendig. Dieser Prozentsatz kann als Teil der Differenz zwischen der, im eigenen Kollektiv aufgetretenen niedrigen Rezidivquote, und der hohen Rezidivrate der „Therapiegruppe" interpretiert werden.

Keiner der 98 Patienten verstarb an blutungsbedingten Komplikationen (0 %), im Vergleich zu 7 % in den „Kontrollgruppen" ($p = 0{,}007$).

Gleiches findet sich auch beim Vergleich mit den „Therapiegruppen", die blutungsbedingte Letalität konnte signifikant reduziert werden 0:98 zu 9:207 ($p = 0{,}036$). Die Gegenüberstellung der Gesamtletalität zeigte ebenfalls eine Abnahme der Todesrate, jedoch aufgrund der kleinen Einzelwerte keinen signifikanten Unterschied.

Einer der Gründe für die in etwa identische Gesamtletalität, dürfte das hohe Durchschnittsalter von 63,8 Jahren in der hier untersuchten Gruppe sein. Besonders der Anteil von mindestens 36 % an Patienten mit NSAR-Anamnese, die in dieser Untersuchung signifikant älter als die Patienten mit chronischer Ulkuskrankheit waren, ergibt dieses hohe Durchschnittsalter. Ein weiterer wesentlicher Punkt ist die große Zahl an Patienten mit gravierenden Begleiterkrankungen (58 %), von denen u.a. 12 % an einem malignen Tumor litten. Genaue Angaben über die Zusammensetzung der Patientenkollektive sind in den aufgelisteten Arbeiten nicht erwähnt, wodurch eine Vergleichbarkeit der Gruppen zum Punkt Gesamtletalität nur eingeschränkt möglich ist. Die 3 Todesfälle (3 %) im eigenen Krankengut mit einem Durchschnittsalter von 82 Jahren, die im Rahmen der stationären Behandlung auftraten, standen in keinem Zusammenhang mit der Ulkusblutung.

Ein Beweis für die entscheidende prognostische Bedeutung der Begleiterkrankungen zeigt die Analyse der dopplernegativen Gruppe. Hier erfolgte wegen des Dopplerbefundes keine endoskopische Therapie. Nur ein Erkrankter erlitt eine klinisch und prognostisch irrelevante Rezidivblutung, kein Patient starb an Komplikationen der Blutung. Allerdings verstarben 3 Patienten (3,5 %) unabhängig von der einmaligen Blutungsepisode an ihren malignen Grundkrankheiten.

Die Schwere der Begleiterkrankungen besitzt in dieser Untersuchung prognostisch eine wesentlich größere Bedeutung, als die Ulkusblutung an sich. Um so bedeutender erscheint es, speziell bei dieser Patientengruppe mit stark limitierter Lebenserwartung durch eine optimale endoskopische Therapie den operativen Noteingriff zu vermeiden.

Der endoskopische Doppler identifizierte objektiv das Ulkusgefäß und ermöglichte damit die exakte lokale Injektionsbehandlung. In der dopplernegativen Gruppe traten, obwohl keine Sklerosierungsbehandlung durchgeführt wurde, signifikant seltener Rezidivblutungen (1 %) im Vergleich zur dopplerpositiven Gruppe auf (p = 0,029). Der Doppler kann somit Risikoulzera von prognostisch harmlosen Läsionen unterscheiden helfen. Der Doppler korrigierte in 39 % der Fälle die optische Verdachtsdiagnose. Ähnliche Zahlen publizierte auch Beckly, der in seinem Kollektiv in 45 % diskrepante endoskopisch-dopplersonographische Befunde fand [5, 6]. Diese notwendige Korrektur betraf alle Forrest-Stadien, besonders häufig jedoch wurden Ulkuskoagel als harmlose Läsionen fehlinterpretiert. In 82 % lag ein endoskopisch nicht sichtbares, dopplersonographisch jedoch eindeutig nachweisbares oberflächliches Ulkusgefäß unter dem Koagel. Diese Interpretationsprobleme werden, durch die aus einzelnen Publikationen schon bekannten, hohen Rezidivblutungen von bis zu 41 % bei F-II b-Läsionen bestätigt [14, 15, 82].

Verschiedene Konsensus-Konferenzen haben diese Beobachtung in ihren Empfehlungen berücksichtigt und schlagen vor, sofern kein Dopplersystem vorhanden ist, Ulzera mit Koagel gleichfalls wie F-II a-Läsionen prophylaktisch endoskopisch zu behandeln [18, 52].

In einer zweiten prospektiv randomisiert angelegten Studie, in der die klinische Relevanz der Dopplersonographie im Vergleich zur Forrest-Klassifikation überprüft werden sollte, fanden sich eindrucksvolle Ergebnisse (Abschn. 2.5). In 2 gleich starken Patientenkollektiven von jeweils 42 Patienten mit akuter Ulkusblutung erfolgte entweder die Injektionsbehandlung in Abhängigkeit vom Dopplerbefund, oder von der optischen Forrest-Einstufung. Auch hier lag die dopplersonographisch-visuelle Übereinstimmung analog zur Studie in Abschn. 2.4 mit 61 % nur bei 60 % bzw. 67 %. In dem Dopplerkollektiv dieser Vergleichsuntersuchung korrigierte der Hochfrequenzdoppler in 40 % die optische Verdachtsdiagnose und damit die therapeutische Strategie. Bei insgesamt 22 Patienten (52 %) registrierte der Doppler im Ulkusgrund ein arterielles Signal. In der Forrest-Gruppe wurden alle F-II a-Ulzera und 3 der 6 F-II b-Läsionen lokal endoskopisch behandelt, d.h. 43 % der Ulzera wurden sklerosiert. Unter dieser konventionellen Therapie lag die Rezidivblutungsrate in der Forrestgruppe mit 17 % signifikant höher, als in dem dopplersonographisch kontrollierten Patientenkollektiv mit nur 2,3 % ($p = 0{,}026$).

Ebenso fand sich ein statistisch signifikanter Unterschied, bezogen auf die Anzahl der Notfalloperationen (0 % vs. 12 %, $p = 0{,}021$) sowie der Letalität (0 % vs. 10 %, $p = 0{,}04$). Diese randomisierte Vergleichsstudie, an der mehrere Ärzte teilnahmen, dokumentiert erstmals die Überlegenheit der dopplersonographisch orientierten Injektionsbehandlung im Vergleich zur endoskopischen Behandlung entsprechend der Forrest-Klassifikation. Die präzise dopplersonographische Identifikation des Ulkusgefäßes ermöglicht eine effektivere endoskopische Obliteration der Ulkusarterie und senkt dadurch das Risiko einer Rezidivblutung, die Zahl der operativen Notfalleingriffe und damit letztlich die Letalität.

3 Varizen des Gastrointestinaltraktes

Die ersten endoskopischen Doppleruntersuchungen stammen von Mc Cormack et al. vom Anfang der 80er Jahre [4, 5]. Mc Cormack et al. entwickelten einen 10 MHz-CW-Doppler und sahen dessen Bedeutung primär in der Beurteilung von Ösophagusvarizen. Er konnte mit der 2,08 mm messenden Sonde die atemabhängige Flußrichtung (hepatofugal, hepatopetal) und Blutflußgeschwindigkeit in den Varizen dokumentieren und die insuffizienten Perforansvenen aufspüren. Perforansvenen sind transmurale Verbindungen zwischen oberflächlich subepithelial verlaufenden und in der Tiefe subserös lokalisierten Venen. Diese Kommunikationen können dopplersonographisch nachgewiesen werden, wenn auf dem gleichen Varizenstrang an verschiedenen Stellen unterschiedliche Strömungsrichtungen abzuleiten sind. Im Bereich der Strömungsumkehr befindet sich die insuffiziente Perforansvene, die Blut in Richtung Ösophaguslumen transportiert und dadurch zur Volumen- und Druckbelastung der Ösophagusvarize führt. Mc Cormacks Vorstellung, durch selektive Sklerosierung dieser dopplersonographisch gesicherten Perforansvenen sei eine effektivere und risikoärmere Varizenverödung zu erreichen, war in der klinischen Praxis jedoch nicht zu realisieren. Das Verfahren gestaltete sich als zu zeitaufwendig und umständlich, v.a. die durch die Atmung verursachten Geräuschstörungen erschwerten die genaue Lokalisation der Perforansvenen, wodurch die Sklerosierungsbehandlung letztlich als unvollständig beurteilt werden mußte.

Die endoskopische Dopplersonographie besitzt jedoch heute weitaus sinnvollere und klinisch relevantere Indikationen [2, 9]:

Endoskopische Dopplersonographie – Varizen –

Bestimmung der Blutflußrichtung

Ösophagusvarizen:
- Kontrolle nach Sklerosierung,
- „Histoacrylvarizen",
- Verlaufsbeobachtung nach TIPS-Anlage;

Magenvarizen:
- Sicherung der Diagnose
- (DD: submuköser Polyp),
- Kontrolle nach lokaler Therapie
- (Histoacryl, transhep. Embolisation),
- Verlaufsbeobachtung nach TIPS-Anlage

Darmvarizen:
- Objektivierung der Befunde.

Bei bestimmten wissenschaftlichen Fragestellungen kann problemlos ohne invasives Verfahren die Blutflußrichtung in den Venen bestimmt werden (Abb. 3.1 und 3.2). Da die venöse Stromrichtung atmungsabhängig ist, muß simultan die Atmung über einen zweiten Eingang registriert werden [6].

Der endoskopische Doppler eignet sich bisher nicht zur exakten Blutflußgeschwindigkeitsmessung und

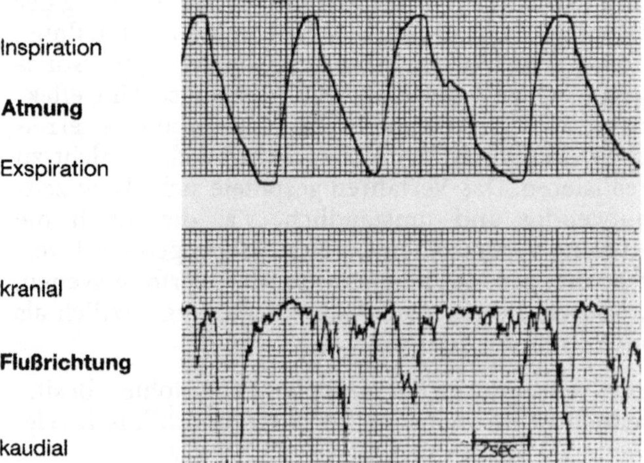

Abb. 3.1. Hepatofugale Strömungsrichtung in Ösophagusvarizen

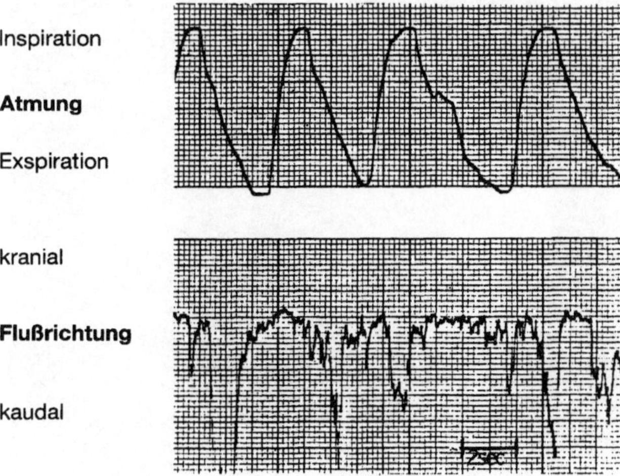

Abb. 3.2. Hepatopetale Strömungsrichtung in Ösophagusvarizen

in keinster Weise zur Druckmessung. Der Doppler mißt qualitativ (Blutfluß: ja – nein) und nicht quantitativ. Inwieweit speziell konstruierte Dopplersonden mit koaxial eingebauten Kristallen hier reproduzierbare Geschwindigkeitsmessungen ermöglichen, kann erst durch weitere Untersuchungen beantwortet werden.

Hauptindikation ist jedoch die eindeutige Identifikation von perfundierten Varizen und damit die Unterscheidung von anderen unklaren länglichen Vorwölbungen der Schleimhaut, wie z.B. Falten oder submuköse Tumoren (z.B. Milzarterienaneurysma). Der Doppler, der hierbei in CW- oder Pseudo-CW-Position benutzt werden kann, differenziert in Sekundenschnelle Fundusvarizen von anderen Prozessen in der Funduskuppel. Eine versehentliche „Polypektomie“ von Fundusvarizen ist nach dopplersonographischer Kontrolle nicht zu erwarten.

Als weitere Indikation eignet sich der endoskopische Doppler als Therapiekontrolle nach Sklerosierungsbehandlung der Ösophagus- sowie Magenvarizen, sowie nach perkutan transhepatischer Embolisation [7].

Die endoskopische Sklerosierungstherapie mit Polidocanol ist heute noch vor der, bisher nur in wenigen Zentren praktizierten Ligatur, das Standardver-

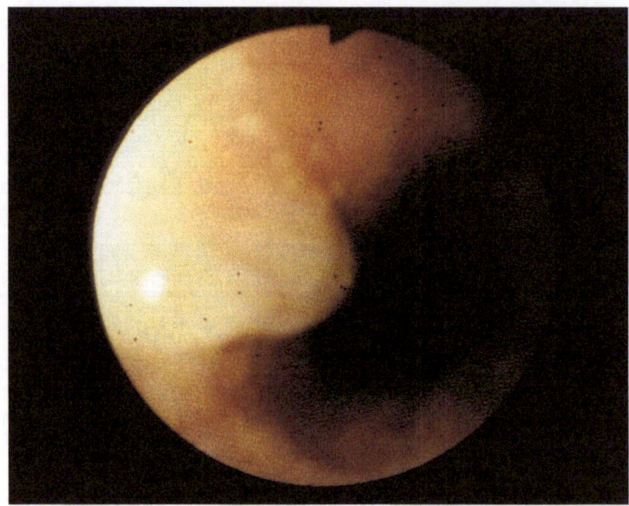

Abb. 3.3. Restvarize nach Skerosierungsbehandlung

fahren bei der akuten Varizenblutung. Nach der initialen Behandlung ermöglicht der Doppler Restvarizen oder nur teilthrombosierte Varizen aufzuspüren und damit die Indikation zur Fortsetzung der Sklerosierung zu stellen (Abb. 3.3).

In der klinischen Praxis kann jedoch gelegentlich ein falsch-negativer Befund durch den Doppler registriert werden. Besonders in kleinen, nur mäßig perfundierten Restvarizen kann die Dopplersonde den geringen Restblutfluß nicht mehr ableiten, die Varize erscheint fälschlicherweise thrombosiert. Nach eigenen Erfahrungen ist es hierbei sinnvoller, sich durch eine gefahrlose Probepunktion der kleinen Varize objektiv Gewißheit zu verschaffen, inwieweit die Varize noch Blut führt.

Ganz anders ist die Situation bei der sog. Histoacrylvarize. Die intravariköse Injektion von Histoacryl in Kombination mit Lipiodol wurde primär von Soehendra et al. zur Akutbehandlung von blutenden Fundusvarizen eingeführt [8]. Der Gewebekleber Histoacryl, chemisch ein Butylester, fällt nach Kontakt mit Flüssigkeit, z. B. Blut, sofort aufgrund seiner enormen Polymerisationsfähigkeit am Ort der Injektion aus und obliteriert dadurch das Gefäß, die Blutung sistiert. Dieses Verfahren gilt heute als die effektivste endoskopische Methode, eine Fundusvarizenblutung zu stoppen und hat sich ebenso auch nach eigenen Erfahrungen bei schweren Ösophagus- bzw. Kardiavarizenblutungen sowie bei dritt- bis viertgradigen Ösophagusvarizen, die wesentlich schneller eradiziert werden können, bewährt [1, 3].

Die Histoacrylplombe bleibt am Ort der Injektion, die Varize imponiert deshalb endoskopisch nach wie vor als prall gefülltes Gefäß, rein optisch ist es nicht möglich zu entscheiden, inwieweit die Varize komplett verschlossen ist. Auch eine Probepunktion der behandelten Fundusvarize verbietet sich, sie könnte fatale Folgen haben. Die Dopplersonde informiert gefahrlos und exakt über das Ergebnis der Sklerosierungsbehandlung. Histoacrylvarizen sind mit die eindrucksvollsten Indikationen der endoskopischen Dopplersonographie, da de facto rein optisch eine Beurteilung unmöglich ist (Abb. 3.4).

Eine weitere, wenn auch seltenere Indikation ist die endoskopisch-dopplersonographische Kontrolle nach transhepatischer Embolisation wegen primär endoskopisch nicht beherrschbarer Ösophagus- bzw. Fundusvarizenblutung. Ich konnte hierzu in Zusammenarbeit mit Herrn Prof. Dr. Jaschke, vom Radiologischen Institut des Klinikums Mannheim, 3 Patienten nachuntersuchen. In allen Fällen zeigte die angiographische Kontrolluntersuchung keine Magenvarizen mehr. Der endoskopische Doppler

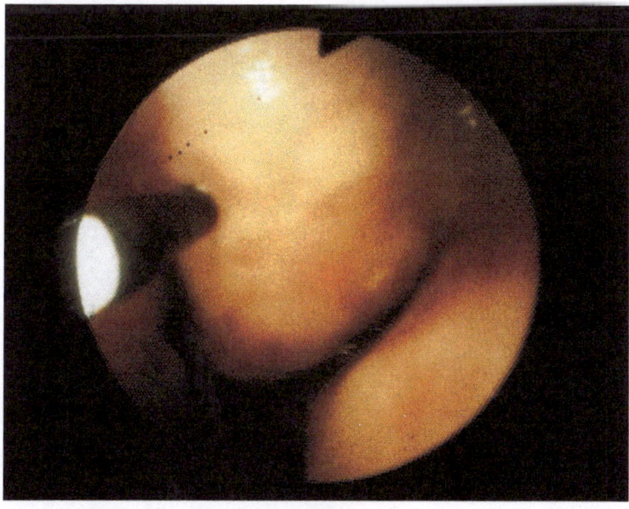

Abb. 3.4. Prominente Ösophagusvarize, Zustand nach Histoacrylinjektion D⊖, „Histoacrylvarize“

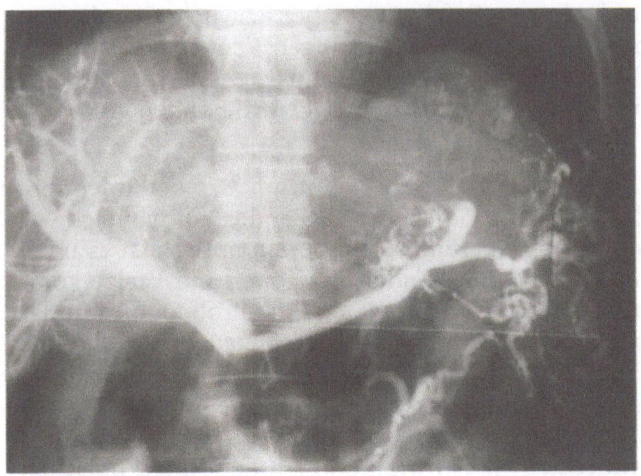

Abb. 3.5. Angiographische Kontrolle bei Zustand nach perkutaner transhepatischer Embolisation, Magenvarize scheinbar erfolgreich embolisiert

registriert jedoch eindeutig nach wie vor bestehende perfundierte Fundusvarizen. Auch wenn das Kollektiv sehr klein ist, scheint der Doppler empfindlicher, als das radiologische Verfahren zu sein (Abb. 3.5 und 3.6).

Gleichfalls nach transjugularem intrahepatischen portocavalem Shunt (TIPS) kann die endoskopische Dopplersonographie objektiv das Verschwinden und evtl. nach Restenosierung oder Verschluß des

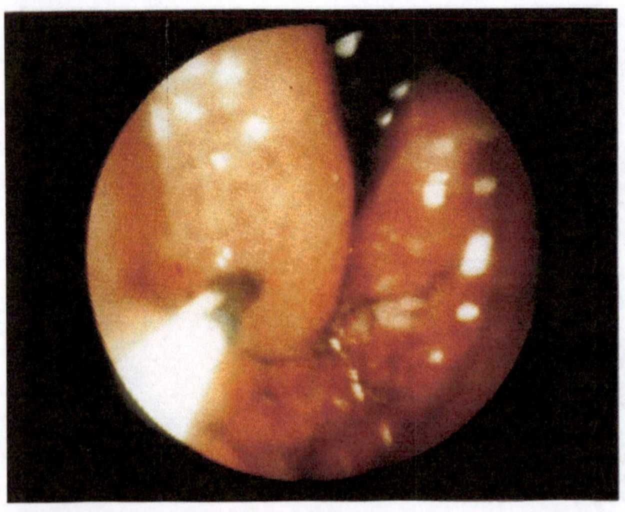

Abb. 3.6. Fundusvarize (endoskopisches Bild zu Abb. 3.4), Zustand nach perkutaner transhepatischer Embolisation, angiographisch okkludierte Varize, dopplersonographisch eindeutiges venöses Signal

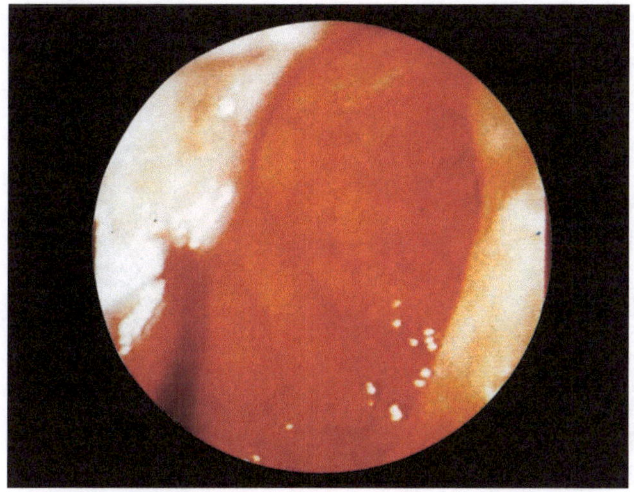

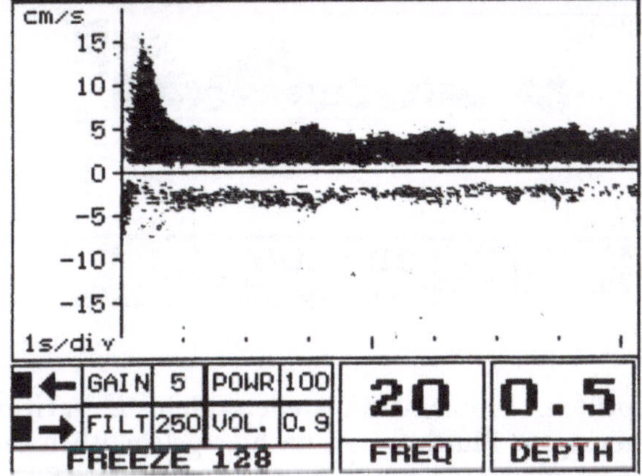

Abb. 3.7. Jejunalvarize (Zustand nach Gastrektomie), dopplersonographisch deutliches venöses Signal in 0,5 mm Tiefe

Shunts, das Wiederauftreten von Magen-Ösophagus-Varizen erfassen und damit nichtinvasiv die Indikation zur Reintervention stellen.

Varizen können im gesamten Gastrointestinaltrakt vorkommen und stellen den endoskopierenden Arzt nicht selten vor diagnostische Probleme. Hier gilt gleichfalls, daß der endoskopische Doppler bei der Frage einer Dünndarmvarize bzw. Kolonvarize, durch den Nachweis des venösen Geräusches, den Befund klären kann (Abb. 3.7 und 3.8).

Die endoskopische Dopplersonographie erleichtert die Identifikation von Varizen im GI-Trakt und hilft, die Effektivität der Sklerosierungsbehandlung zu

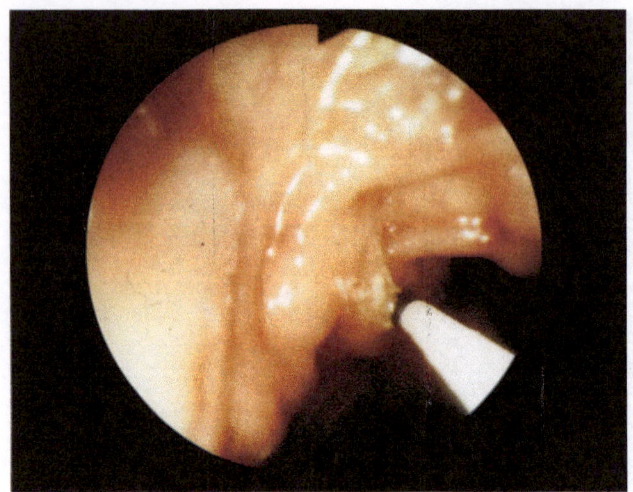

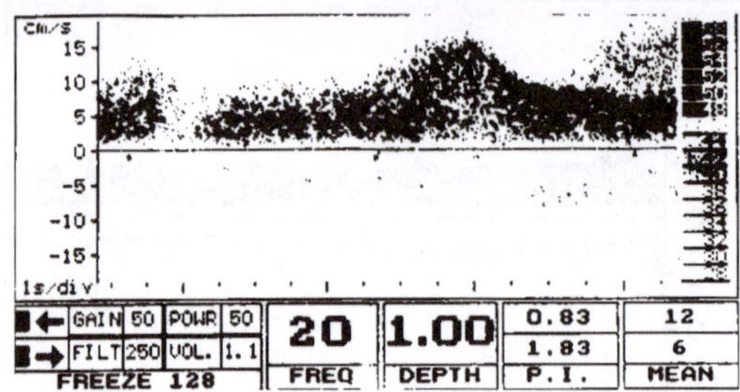

Abb. 3.8. Kolonvarize mit Dopplersonde, unten positives Hämotachygramm

überprüfen. Problemfälle stellen kleinste Varizen mit geringem Blutfluß dar, da hier gelegentlich die Dopplerregistrierung mißlingt.

4 Angiodysplasien

Angiodysplasien sind Gefäßmißbildungen, deren Ätiopathogenese noch immer unklar ist. Sie sind charakterisiert durch ektatische Gefäße in der Submukosa mit Ausbreitung in die darüberliegende Mukosa. Im Frühstadium finden sich histologisch dilatierte, große gewundene, submuköse Venen mit geringer Dilatation ihrer nachfolgenden Venen in der Mukosa. Das Spätstadium ist durch eine Zunahme der Gefäßdilatation und extensiver Verdrängung der Mukosa durch Bündel dilatierter dünnwandiger Venolen und Kapillaren gekennzeichnet [2] (Abb. 4.1). Der Begriff der Angiodysplasie wird nach wie vor uneinheitlich, z.T. widersprüchlich verwendet, synonym hierzu finden sich

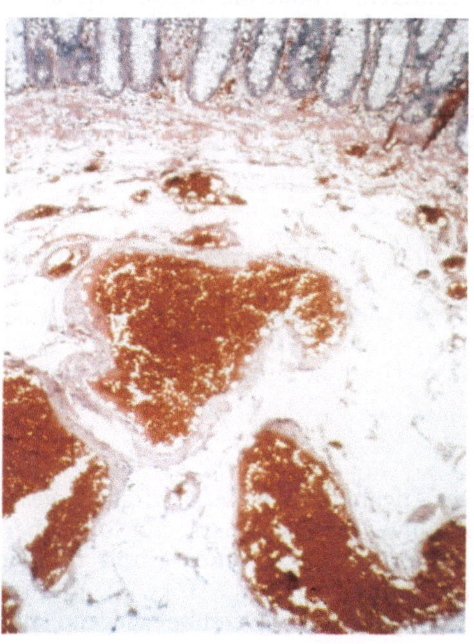

Abb. 4.1. Histologisches Bild Angiodysplasie

Tabelle 4.1 Histomorphologische Klassifikation der Gefäßmißbildungen im Kolon. (Nach [8])

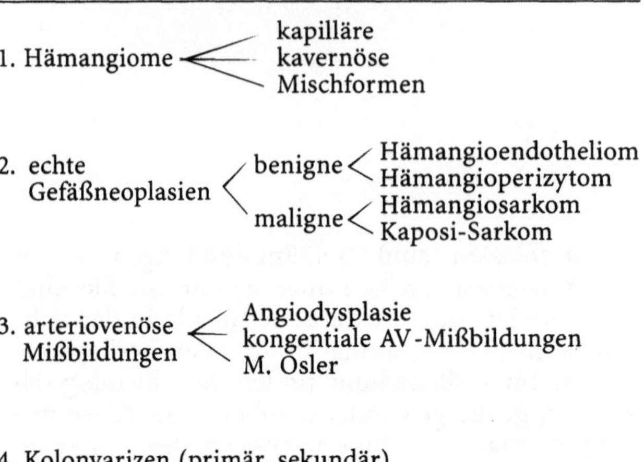

1. Hämangiome – kapilläre / kavernöse / Mischformen
2. echte Gefäßneoplasien – benigne: Hämangioendotheliom, Hämangioperizytom; maligne: Hämangiosarkom, Kaposi-Sarkom
3. arteriovenöse Mißbildungen – Angiodysplasie / kongentiale AV-Mißbildungen / M. Osler
4. Kolonvarizen (primär, sekundär)

in der Literatur Formulierungen wie Teleangiektasien, vaskuläre Ektasie, arteriovenöse oder vaskuläre Malformation sowie Hämangiom.

Es gibt verschiedene Klassifikationen der Gefäßmißbildungen, wobei die histomorphologische Einteilung nach van Gompel die verbreiteste darstellt (Tabelle 4.1). Als klinische Klassifikation der intestinalen Angiodysplasien hat sich überwiegend die Einteilung nach Moore et al. bzw. Fowler et al. durchgesetzt [4.5]:

Klassifikation der intestinalen Metaplasie

Typ 1: submuköse arteriovenöse Malformation,
Typ 2: vaskuläre Hamartie,
Typ 3: hereditäre hämorrhaghische Teleangiektasie (M. Osler),
Typ 4: sekundäre vaskuläre Malformation.

Die Angaben über die Häufigkeit dieser Gefäßmißbildungen variiert stark, für den oberen GI-Trakt werden Zahlen zwischen 1 und 3 % angegeben, für das Kolorektum 2–3,6 % [3, 6]. Blutungen aus Angiodysplasien sistieren überwiegend spontan, sie bluten chronisch oder rezidivierend, nur in Ausnahmefällen sind sie hämodynamisch wirksam und bedürfen Notfallmaßnahmen. Nach Boley stellen die Gefäßektasien die häufigste Blutungsquelle im unteren Intestinaltrakt dar [1].

Diese Gefäßanomalien können singulär als auch multipel vorkommen, wobei das rechte Hemikolon bevorzugt sein soll. Die Diagnostik erfolgt heute durch die Endoskopie. Endoskopisch imponieren diese Gefäßanomalien überwiegend als kleine, meist nicht mehr als 10 mm messende, scharf begrenzte rötliche, im Schleimhautniveau liegende Läsionen (Abb. 4.2). Seltener stellen sich diese Angioektasien mit inhomogener Struktur und spindelförmigen Ausläufern dar. Der Bezirk ist hypervulnerabel, auf Berührung mit dem Endoskop kann leicht eine Blutung provoziert werden.

Letztlich diagnostisch beweisend ist die Histologie, wobei bei der Biopsiegewinnung häufig starke Blutungen verursacht werden. Obwohl die vaskulären Malformationen überwiegend ein charakteristisches Aussehen haben, ist es endoskopisch nicht immer möglich, diese von anderen Schleimhautläsionen zu unterscheiden. Speziell artefizielle Mukosaverletzungen durch die Koloskopie können zum Verwechseln ähnliche Bilder verursachen. Rein optisch ist die Interpretation unsicher und auf die Biopsie

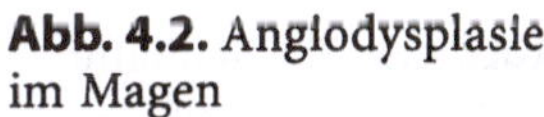

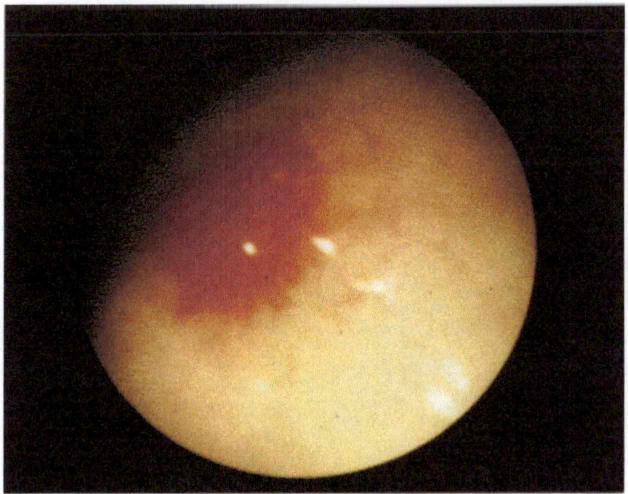

Abb. 4.2. Angiodysplasie im Magen

möchte man wegen der Blutungsgefahr verzichten. Der endoskopische Hochfrequenzdoppler kann hierbei, ohne die sonst notwendige Histologieentnahme, die Diagnose aufgrund des charakteristischen Geräusches sichern. Rutgeerts et al. erkannten als Erste die Möglichkeit, mittels Doppler Angiodysplasien objektiv zu identifizieren und nach lokaler Lasertherapie den Befund auf vollständige Gefäßobliteration dopplersonographisch zu überprüfen [7]. In einem Kollektiv von 10 Patienten mit 64 Gefäßektasien konnte er mit einem 7 MHz-Doppler bei 48 Angiodysplasien (75 %) ein arteriovenöses Signal ableiten. Nach Laserkoagulation erfolgte die Dopplerkontrolle direkt anschließend und erneut eine Woche nach Therapie. Hierbei zeigte sich, daß in Einzelfällen von primär dopplernegativen Läsionen bei Kontrolle ein Flußsignal registriert wurde. Das Verschwinden des Flowgeräusches war hierbei nur passager, vermutlich durch ein laserinduziertes Ödem, verursacht. In der Mehrzahl der Fälle jedoch blieben die Gefäßanomalien auch bei Kontrolle dopplernegativ, die Laserkoagulation hatte zu einer kompletten Gefäßzerstörung oder Thrombosierung geführt.

Rutgeerts Resultate können durch eigene Erfahrungen bestätigt werden. Der hier verwendete Hochfrequenz-Doppler identifiziert sehr exakt, sofern die

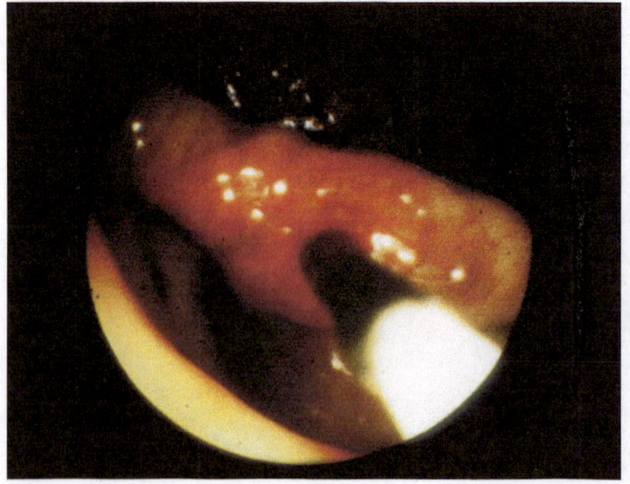

Abb. 4.3. Flächenhafte Angiodysplasie im Bereich Zäkum

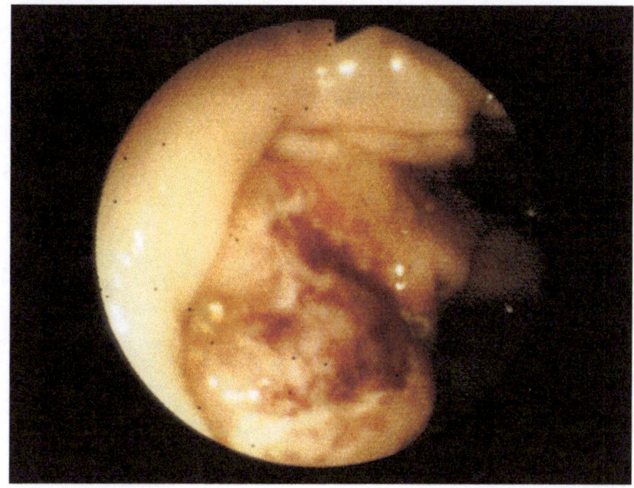

Abb. 4.4. Zustand nach EHT-Koagulation der Angiodysplasie von Abb. 4.3

Eindringtiefe auf etwa 0,5 mm eingestellt wird, die Gefäßanomalie anhand eines charakteristischen hochfrequenten kontinuierlichen Zischens (Abb. 4.3). Von normaler Mukosa bzw. Schleimhautartefakten kann ein derartiges Flußsignal nicht abgeleitet werden. Ebenso dokumentiert die Dopplerkontrolle den Erfolg der endoskopischen Therapie nach erfolgter lokaler Injektionsbehandlung oder EHT-Koagulation (Abb. 4.4). Diese Kontrollen können direkt nach den therapeutischen Maßnahmen erfolgen, besser scheint es jedoch, die Dopplerwiederholung erst 1–2 Wochen nach Abheilung der gesetzten Läsion durchzuführen. Zeigt sich hierbei nach wie vor ein Gefäßsignal, wird die endoskopische Therapie fortgesetzt.

Bei Multiplizität bzw. großflächigen Angiodysplasien kann selbstverständlich die endoskopische Therapie versagen, dann bleibt bei entsprechender Blutungsanamnese nur die chirurgische Resektion.

Zusammenfassend darf man feststellen, daß der endoskopische Doppler bei der Primärdiagnostik von Angiodysplasien im GI-Trakt hilfreich ist. Er erleichtert die Abgrenzung gegenüber anderen rötlichen Schleimhautläsionen und stellt eine wichtige Therapiekontrolle der lokalen endoskopischen Behandlung dar.

5 Endoskopische Polypektomie

Die endoskopische Polypektomie gilt als eine risikoarme Methode Polypen des Gastrointestinaltraktes zu entfernen. Die Gefahr einer Blutung nach Polypektomien im unteren GI-Trakt liegt unter 5 % [2, 5]. Ein deutlich höheres Blutungsrisiko ist von der Polypektomie aus dem oberen GI-Trakt bekannt [4, 8].

Das Risiko einer Blutung kann im voraus nicht abgeschätzt werden. Vermutlich nimmt die Gefahr einer Blutung mit der Polypenstieldicke zu, da hierbei die Koagulation inkomplett ablaufen kann. Aus diesem Grund wird von einigen Autoren die prophylaktische Sklerosierung des Polypenstiels vor der endoskopischen Abtragung empfohlen [6]. Offen ist bisher die Frage, inwieweit der endoskopische Doppler größere Gefäße im Polypenstiel aufspüren und die Effektivität der anschließenden prophylaktischen Injektionsbehandlung kontrollieren kann. Auf diese Weise könnte theoretisch die Gefahr einer Postpolypektomieblutung vermindert werden.

In einer eigenen Untersuchung bei 22 Patienten, bei denen insgesamt 28 Polypen im Gastrointestinaltrakt nachweisbar waren, erfolgte der Versuch einer dopplersonographisch kontrollierten Polypektomie. Sechs Polypen mit einem mittleren Durchmesser von 2 cm (0,8–3,0 cm) lagen im oberen GI-Trakt, 22 Polypen mit dem gleichen mittleren Durchmesser (1–3,5 cm) im kolorektalen Bereich.

Nach der endoskopischen Einstellung der Polypen wurde primär mit Hilfe der Dopplersonde nach arteriellen Gefäßen gesucht, und bei Nachweis eines arteriellen Signals mit einer herkömmlichen Sklerosierungsnadel (Durchmesser 0,7 mm) 2–4 ml verdünnte Suprareninlösung (1:10 000) in den Polypen-

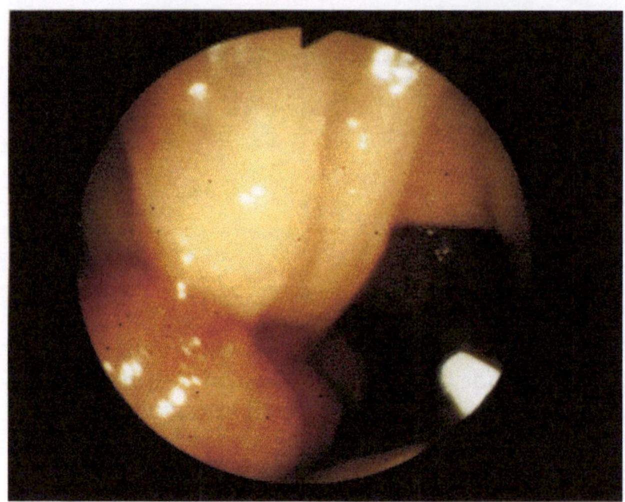

Abb. 5.1. Großer Sigmapolyp mit Dopplersonde

stiel injiziert. Anschließend erfolgte eine nochmalige dopplersonographische Kontrolle (Abb. 5.1).

Bei erneutem arteriellem Signal im Polypenstiel wurde die Injektionsbehandlung wiederholt, bis dopplersonographisch kein Flow mehr nachweisbar war. Nach der endoskopischen Polypektomie wurde der Polypenstiel nach üblicher Präparation und Aufarbeitung sorgfältig auf die Konfiguration der arteriellen Gefäße hin untersucht.

Initial konnten bei allen Polypen arterielle Signale aus dem Stiel abgeleitet werden. Nach der ersten Injektion von Suprarenin konnte in der Mehzahl der Fälle kein Flowsignal mehr sondiert werden. Nur in wenigen Einzelfällen registrierte der Doppler noch umschriebene arterielle Geräusche, die schließlich nach nochmaliger selektiver Injektionsbehandlung komplett sistierten (Abb. 5.2). Die anschließenden Polypektomien verliefen ohne Nachblutungen komplikationslos.

Auch die Dopplerkontrolle der Abtragungsstelle erbrachte keinen positiven Flowbefund. Bei allen Magenpolypen und Dickdarmpolypen mit einem Durchmesser von mehr als 1,5–2 cm wurde anschließend in die Abtragungsstelle prophylaktisch Polidocanol injiziert.

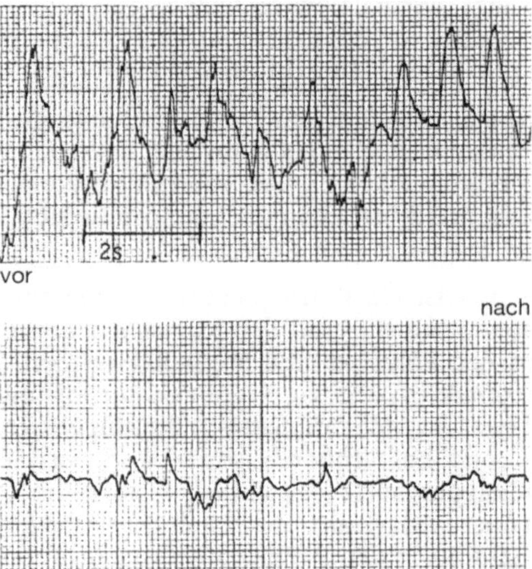

Abb. 5.2. Hämotachygramm vom Polypenstiel, vor und nach Suprarenininjektion

Die Erwartung, daß die Dopplerbefunde in den histologischen Präparaten ein organisches Korrelat finden würden, bestätigte sich leider nicht. Bei 5 der 28 Polypen war der Polypenstiel zu kurz, um die Gefäße genau beurteilen zu können. Bei weiteren 4 Polypen waren die Arterien durch die Koagulation komplett zerstört. In den verbleibenden 19 Polypen fanden sich bei 9 deutlich kontrahierte Gefäße, während die 10 anderen Polypen normale, eher hyperämische Gefäße aufwiesen. Histologische Hinweise auf die Suprareninwirkung und den Dopplerbefunden ließen sich aus dieser Untersuchung nicht ableiten.

Die Ursache für die vom Doppler abweichenden diskrepanten histologischen Befunde erklären sich aus der Biotransformation des Suprarenins [7]. Suprarenin führt zu einer reversiblen Vasokonstriktion. Diese pharmakologische Wirkung ist nur von kurzer Dauer, da die Substanz durch die Monooxidase (MAO) und die Catecholamin-o-Methyl-Transferase (COMT) rasch wieder abgebaut wird. Selbst nach Durchtrennung des Polypenstiels und Einlegen in Formalin setzt sich die Enzymwirkung im entfernten Polypen fort. Bis zur Einbettung in Paraffin und Anfertigung der histologischen Schnitte haben die

Gefäße ihre normale Form wieder eingenommen. Die reversible Vasokonstriktion durch Suprarenin ist somit histologisch nicht mehr nachweisbar.

Unabhängig von dem fehlenden morphologischen Korrelat zur Suprareningabe besteht, wie von anderen experimentellen Untersuchungen bekannt, an der vasokonstriktorischen und hämostatischen Wirkung der Substanz kein Zweifel [1, 3].

Welche praktischen Konsequenzen können aus diesen Untersuchungen und den klinischen Erfahrungen mit der Polypektomie abgeleitet werden? Die Polypektomie ist, wie zu Beginn schon formuliert, weitgehend komplikationsfrei, Blutungen treten überwiegend bei größeren sowie stark vaskularisierten Polypen auf, dies gilt insbesondere für Polypen im oberen GI-Trakt. Die prophylaktische Suprarenininjektion in den Polypenstiel scheint in diesen besonderen Fällen sinnvoll. Die endoskopische Dopplersonographie kann in diesen Einzelfällen die lokale endoskopische Therapie kontrollieren und damit das Blutungsrisiko vermindern helfen. Ein routinemäßiger Einsatz des Dopplers vor einer endoskopischen Polypenabtragung hingegen erscheint zu aufwendig und nicht gerechtfertigt.

6 Endoskopische Papillotomie

Eine weitere interessante Indikation ist das Aufspüren von Gefäßästen der Arteria retroduodenalis im Papillendach vor einer geplanten Papillotomie (Abb. 6.1). Die partielle oder komplette endoskopische Durchtrennung des Sphinkter Oddi gilt heute als komplikationsarmes und effektives Verfahren. Blutungen treten in bis zu 5 % auf, die Letalität liegt unter 1 %. Anfang der 80er Jahre begannen die Arbeitsgruppen um Deltenre, Martin und Silverstein mittels eines 8 MHz gepulsten Dopplers die Gefäßarchitektur der Papille zu untersuchen [1–3]. Sie konnten hierbei in bis zu 85 % Gefäßsignale vom Papillendach ableiten. Trotz des Nachweises arterieller bzw. venöser Gefäße traten unter der Papillotomie keine gravierenden Blutungen auf. Der Dopplerbefund hatte also hierbei keine klinischen Konsequenzen für das Therapieergebnis. Schließlich publizierte Neuhaus 1991 eine prospektive randomisierte Studie mit 207 Patienten, in der der Einfluß des endoskopischen Dopplerresultates auf den Verlauf der Papillotomie überprüft werden sollte [4]. In dem Kontrollkollektiv erfolgte konventionell die Papillotomie, in der Therapiegruppe wurde primär mittels eines 20 MHz gepulsten Dopplers nach Gefäßen im Bereich des Papillendaches gesucht. Bei positivem Gefäßnachweis versuchten die Untersucher, das Papillotom in ein gefäßfreies Papillenareal zu drehen und anschließend die Papillotomie durchzuführen. Die Ergebnisse waren enttäuschend. Die Dopplersonde registrierte in 92 % Gefäße im Bereich der kranialen Papille, Blutungen traten in beiden Kollektiven, mit 4 % in der Kontroll- bzw. 2 % in der Dopplergruppe, vergleichbar selten auf. Keiner der Patienten bedurfte eines operativen Eingriffs bzw. verstarb. Die aufwendige dopplersonographische Vordiagnostik hatte keinen Einfluß auf

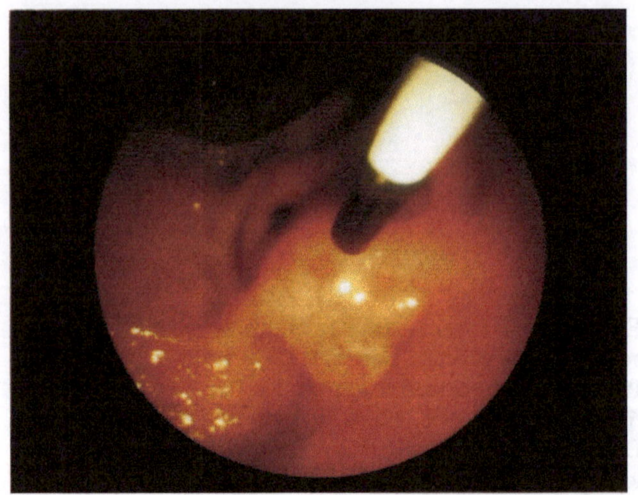

Abb. 6.1. Papilla vateri mit Dopplersonde

den Verlauf der Papillotomie. Man kann somit zusammenfassen: Der Doppler registriert zwar in 80–90 % arterielle Gefäße im Bereich der Papille, dies hat jedoch keine klinische Relevanz für die an sich schon minimale Blutungsrate im Rahmen der Papillotomie. Die dopplersonographisch kontrollierte Papillotomie verbesserte nicht das Ergebnis der Papillotomie.

7 Weitere mögliche Indikationen

Nach Vorstellung der wichtigsten Anwendungsbereiche soll auf weitere, in Zukunft evtl. relevante Indikationen hingewiesen werden. Jaspersen publizierte Ergebnisse vom Einsatz eines gleichfalls 20 MHz gepulsten Dopplers bei der Hämorrhoidalblutung [2]. Er stellte fest, daß der Doppler zuverlässig den arteriellen Gefäßverlauf im Analkanal darstellen und sicher den Therapieerfolg der Sklerosierungsbehandlung überprüfen kann. Das heißt, analog zu den Erfahrungen mit den zuvor beschriebenen Indikationen: der endoskopische Doppler identifiziert das Gefäß, stellt damit die Indikation zur endoskopischen Therapie und kann deren Effektivität kontrollieren.

In der Pulmologie vermag der Doppler, ebenso wie in der Gastroenterologie, Angiodysplasien, die bronchoskopisch einstellbar sind, durch das Registrieren eines oberflächlichen Gefäßsignals exakt zu identifizieren. Üblicherweise erfolgt der Nachweis einer Angiodysplasie bisher angiographisch, da sich Biopsieentnahmen wegen der Gefahr stärkerer Blutungen verbieten [1]. Der endoskopische Doppler kann in diesen, wenn auch sehr seltenen Fällen, wir konnten dies bisher einmal beobachten, die Diagnose risikolos sichern. Nach radiologischer Embolisation beweist das Fehlen eines dopplersonographisch abgeleiteten Flußsignals den Erfolg der lokalen Therapie.

Ein bisher komplett ausgespartes potentiell mögliches Indikationsgebiet ist das weite Spektrum der minimal-invasiven Chirurgie. Wie sicher ist der Operateur bei der laparoskopischen Präparation von abdominellen Organen alle Gefäße effektiv ligiert zu haben? Benötigt der Chirurg beim unübersichtlichen Situs eine dopplersonographische

Informationskontrolle? Hierzu werden zwar klinische Untersuchungen durchgeführt, publizierte Daten liegen jedoch bisher nicht vor.

8 Schlußfolgerungen für die klinische Praxis

Die endoskopische Therapie als Primärmethode hat sich bei der akuten Ulkusblutung heute weitgehend durchgesetzt. Neben den verschiedenen thermischen Verfahren wird v.a. die Injektionsmethode aufgrund ihrer einfachen Handhabung und der geringen Kosten von den meisten Endoskopieabteilungen bevorzugt.

Unabhängig von den verwendeten Substanzen gelingen bei der akuten Blutung Hämostaseraten von 90–95 %. Selbst die alleinige Gabe von Suprareninlösung oder destilliertem Wasser, sowie physiologischer Kochsalzlösung sollen nach neueren Arbeiten vergleichbar effektiv sein [1, 4, 5]. Darüber hinaus scheint die kurzfristige endoskopische Kontrolle mit evtl. erneuter Injektionsbehandlung die endoskopische Therapie zu verbessern [7].

Die Einteilung der Blutung erfolgte bisher nach der Forrest-Klassifikation. Indikation zur endoskopischen Therapie stellen die aktive Blutung (F-I a, F-I b) sowie prophylaktisch bei besonders rezidivblutungsgefährdeten Läsionen, wie dem Ulkus mit vermutetem Gefäßstumpf (F-II a) und nach neueren Empfehlungen auch dem Ulkus mit Koagel (F-II b), dar. Wie anhand der vorgestellten zahlreichen kontrollierten Studien und den eigenen Erfahrungen demonstriert, kann der endoskopische Befund „Gefäßstumpf" nur eine Verdachtsdiagnose sein. Nicht selten irrt hier der endoskopierende Arzt [3, 6]. Die Endoskopie kann nur die Oberfläche beschreiben, welcher Befund im Ulkusgrund als umschriebene Vorwölbung imponiert, ob dies ein Gefäß, ein harmloses Restkoagel oder nekrotisches Material ist, bleibt dieser rein optischen Methode verborgen. Auch jüngste Verbesserungsvorschläge zur optischen Unterscheidung von Gefäßen – Wachpostenkoagel oder sonstigen Vorwölbungen im Ulkusgrund - erscheinen wenig überzeugend [2]. Hier hat nach eigenen Erfahrungen der endoskopische gepulste Hochfrequenzdoppler seine wichtigste Indikation. Der „Doppler" kann unter die Oberfläche schauen! Er schließt bei der Frage, ob ein potentiell rezidivblutungsgefährdetes Ulkus mit Gefäßstumpf vorliegt, oder der Befund als prognostisch günstig einzustufen ist, die diagnostische Lücke. Der endoskopische Doppler stellt damit die Indikation zur endoskopisch-therapeutischen Intervention. In den vorliegenden Untersuchungen korrelierte der endoskopische Aspekt nur in 60 bzw. 61 % mit dem Dopplerbefund. In 40 bzw. 39 % mußte die endoskopische Klassifikation aufgrund des Dopplersignals korrigiert werden. Nach den eigenen Ergebnissen bedürfen nur dopplerpositive Ulzera, in deren Grund ein arterielles Signal zu registrieren ist, der lokalen endoskopischen Therapie. Ulzera ohne Dopplersignal zeigen de facto keine Rezidivblutung und bedürfen damit auch keiner Intensivtherapie, die alleinige medikamentöse Behandlung ist hier ausreichend.

Versucht man diese Ergebnisse zusammenzufassen, ergibt sich eine neue dopplerorientierte Klassifikation der Ulkusblutung (Tabelle 8.1). Endoskopische Blutstillungsverfahren sind bei aktiver Blutung und bei dopplerpositiven Ulzera angezeigt. Nicht blutende Ulzera ohne Dopplersignal benötigen, unabhängig vom endoskopischen Bild, keine lokale Therapie. Als weitere, ebenso wichtige Eigenschaft ist es möglich, mittels Doppler die Effektivität der lokalen endoskopischen Behandlung zu überprüfen. Hat

Tabelle 8.1. Dopplerorientierte Klassifikation der Ulkusblutung

Stadium	Ulkusbefund		Therapieform
D I	aktive Blutung	↘	Endoskopische Therapie
D II	⊕ Dopplersignal	↗	
D III	⊖ Dopplersignal	→	Medikamentöse Therapie

man das oberflächliche Ulkusgefäß getroffen und ist es obliteriert oder war die endoskopische Intervention insuffizient, ist das Gefäß noch perfundiert? Rein optisch kann diese klinisch relevante Frage nicht beantwortet werden, mit Hilfe des Hochfrequenzdopplers kann jedoch offensichtlich der Erfolg der endoskopischen Therapie kontrolliert werden.

Endoskopische Dopplersonographie bei der Ulkusblutung – Zusammenfassung

- objektiver Nachweis des Ulkusgefäßes,
- stellt Indikation zur endoskopischen Therapie,
- kontrolliert die Effektivität der lokalen endoskopischen Behandlung.

Stellt sich bei der kurzfristigen Kontrolluntersuchung erneut ein dopplerpositiver Befund heraus, sollte die endoskopische Therapie wiederholt werden – bis zum Verschwinden des oberflächlich lokalisierten arteriellen Signals. Der Dopplerbefund repräsentiert die zentrale Entscheidungshilfe für die weitere Strategie (Abb. 8.1).

Durch diese programmierte dopplersonographisch überwachte, z.T. wiederholte endoskopische Therapie gelang es in einem Gesamtkollektiv von 184 Patienten mit Ulkusblutung die Rezidivblutungsrate für die Gesamtgruppe auf 4 % zu reduzieren und die blutungsbedingte Letalität auf 0 % zu senken. Blutungsunabhängig verstarben 6 Patienten (3 %).

In einer weiteren prospektiv randomisierten Vergleichsstudie Doppler- vs. Forrest-Klassifikation traten in dem dopplersonographisch untersuchten Kollektiv von 42 Patienten mit akuter Ulkusblutung signifikant seltener Rezidivblutungen (2,3 %, p = 0,026) auf, als im Vergleich zur sog. Forrest-Gruppe (17 %), in der ausschließlich entsprechend der Forrest-Einteilung endoskopisch therapiert wurde. Gleichfalls konnte die Zahl der Notfalloperationen (0 % vs. 12 %, p. = 0,021) und die blutungsbedingte Letalität (0 % vs. 5 %, p = 0,15) durch die dopplerorientierte Injektionsbehandlung gesenkt werden.

Der endoskopische Doppler besitzt, wie die Ergebnisse zeigen, eine hohe diagnostische Sicherheit. Er

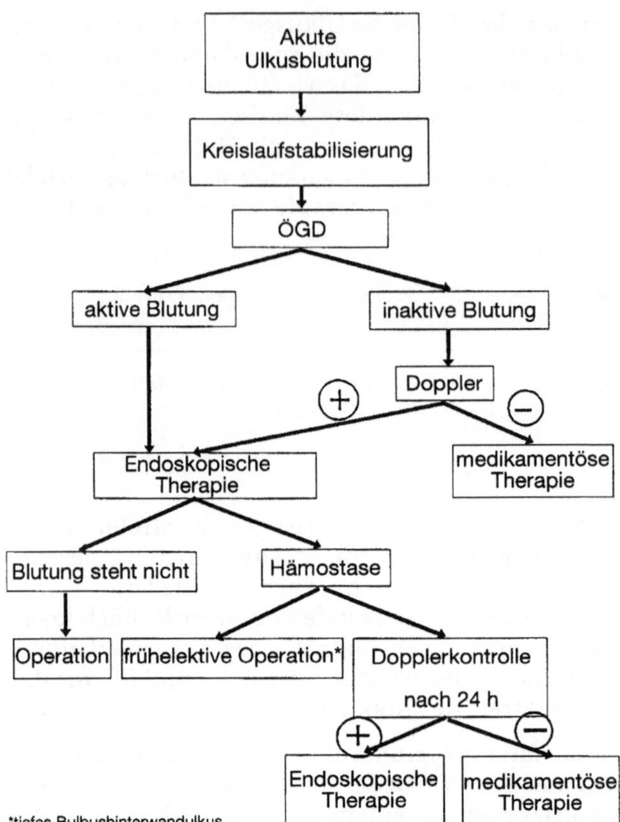

Abb. 8.1. Algorithmus zur Strategie der akuten Ulkusblutung (intensivierte endoskopische Therapie)

ermöglicht eine zuverlässige Unterscheidung in prophylaktisch endoskopisch zu behandelnde Hochrisikoläsionen und Ulzera ohne Rezidivblutungsgefahr. Unter dieser diagnostisch-therapeutischen Strategie kann die Anzahl der Rezidivblutungen, die Quote der Notfalloperationen und vermutlich auch die Letalität nachhaltig gesenkt werden. Ebenso positive Erfahrungen konnten mit dem Doppler bei der Primärdiagnostik und endoskopischen Therapie von Ösophagus- und Magenvarizen gemacht werden. Die Dopplersonde erleichtert den Sklerosierungseffekt zu überprüfen, sie identifiziert objektiv Magenvarizen und diskriminiert diese von anderen submukösen Prozessen. Ausgesprochen nützlich ist der Doppler bei der Beurteilung der sog. Histoacrylvarize.

Angiodysplasien lassen sich dopplersonographisch ebenfalls einfach identifizieren und können nach lokaler endoskopischer Therapie erneut mittels Doppler kontrolliert werden. Im Rahmen der endoskopischen Polypektomie kann durch den Doppler die Wirksamkeit der prophylaktischen Injektion von Suprarenin in den Polypenstiel überprüft werden, wodurch besonders bei großen Polypen eine Reduzierung des Blutungsrisikos zu erwarten ist. Hauptindikation des endoskopischen Dopplers stellt jedoch die Ulkusblutung dar. Er ist, wie die vorgelegten Studien zeigen, den ausschließlich optischen Interpretationsversuchen deutlich überlegen.

9 Literaturverzeichnis

Kapitel 1: Dopplertechnik

1. Beckly DR (1988) Endoscopic doppler in prediction of rebleeding risk in peptic ulcer. Use with NdYAG laser and injection sclerotherapy. Endoscopy 20: 26
2. Beckly DE, Casebow MP (1986) Prediction of rebleeding from peptic ulcer experience with an endoscopic Doppler device. Gut 27: 96–99
3. Brennecke, R (1986) Physikalische und technische Grundlagen der Doppler-Verfahren zur Blutströmungsmessung. In: Erbel R, Mayer J, Brennecke R (Hrsg) Fortschritte der Echokardiographie. Springer, Berlin Heidelberg New York Tokyo
4. Cathignol D, Chapelon JY, Mestas JL, Fourcade C (1983) Description et application d'un velocimetre ultrasonore Doppler pous les petits vaisseaux. Med Biol Eng Comput 21: 358–364
5. Dorn F, Bader F (Hrsg) (1967) Physik. 11. Auflage, Schroedel, Hannover
6. Fehske W (Hrsg) (1988) Praxis der konventionellen und farbcodierten Doppler-Echokardiographie. Huber, Bern Stuttgart Toronto
7. Gilsbach JM (Hrsg) (1983) Intraoperative doppler sonography in neuro surgery. Springer, Berlin Heidelberg New York Tokyo
8. Hatle L, Angelsen B (Hrsg) (1984) Doppler ultrasound in cardiology. Lea & Febinger, Philadelphia
9. Jaspersen D (1991) Die proktoskopische Doppler-Sonographie bei der Hämorrhoidal-Blutung – Gefäßdiagnostik und Therapiekontrolle. Leber Magen Darm 10: 272–276
10. Jaspersen D, Körner T, Schorr W, Hammar CH (1994) Diagnosis and treatment control of bleeding colorectal angiodysplasias by endoscopic Doppler sonography; a preliminary study. Gastrointest Endosc 40: 40–44

11. Jenni R (Hrsg) (1987) Grundlagen und klinische Anwendungen der Doppler-Echokardiographie. Thieme Stuttgart New York
12. Kohler B, Riemann JF (1991) The endoscopic doppler: Its value in evaluating gastroduodenal ulcers after hemorrhage and as an instrument of control of endoscopic injection therapy. Scand J Gastroenterol 26: 471–476
13. Kohler B, Riemann JF (1993) Endoscopic injection therapy of forrest II and III gastroduodenal ulcers guided by endoscopic doppler ultrasound. Endoscopy 25: 219–223
14. Neuhaus N, Hagenmüller F, Lauer R, Classen M (1991) A prospectiv randomized trial of the Influence of suprapapillary Doppler Ultrasound on endoscopic papillotomy. Gastrointest Endosc 37: 253
15. Rutgeerts P, Vantrappen G, D'Heygere F, Broeckaert L (1988) Transendoscopic doppler ultrasound: Uselfulness for diagnosis and treatment of vascular malformations. Endoscopy 20: 99–101
16. Schmitt W, Lux G (1986) Stellenwert der Doppler-Endoskopie bei Ösophagusvarizen und der Ulcus pepticum-Blutung. Leber Magen Darm 5: 293–298
17. Soehendra N, Grimm H, Nam VC, Berger B (1987) N-Butyl-2-Cyanoacrylate: A Supplement to Endoscopic Sclerotherapy. Endoscopy 19: 221–224

Kapitel 2: Akute Ulkusblutung

1. Anderson WAD (1948) Pathology. Kempton London
2. AOK Mannheim, persönliche Mitteilung, Daten von 1988
3. Baettig B, Haecki W, Lammer F, Jost R (1993) Dieulafoy's disease: endoscopic treatment and follow up. Gut 34: 1418–1421
4. Balanzó J, Sainz S, Such J, Espinós JC, Guarner C, Cussó X, Monés J, Vilardell F (1988) Endoscopic hemostasis by local injection of epinephrine and polidocanol in bleeding ulcer. A. Prospective randomized trial. Endoscopy 20: 289–291
5. Beckly DE, Casebow MP, Pettengell KE (1982) The use of a Doppler Ultrasound Probe for localising arterial blood flow during upper gastrointestinal endoscopy. Endoscopy 14: 146–147

6. Beckly DE, Casebow MP (1983) Preliminary clinical experience with an endoscopic Döppler ultrasound device in GI haemorrhage. Gut 24: A 968
7. Beckly DE, Casebow MP (1986) Prediction of rebleeding from peptic ulcer experience with an endoscopic Doppler device. Gut 27: 96–99
8. Beckly DE (1988) Endoscopic doppler in prediction of rebleeding risk in peptic ulcer. Endoscopy 20: 26
9. Bornman PC, Theodorou NA, Shuttleworth RD, Essel HP, Marks IN (1985) Importance of hypovolaemic shock and endoscopic signs in predicting recurrent haemorrhage from peptic ulceration: a prospective evaluation. Br Med J 291: 245–247
10. Brearley S, Morris DL, Hawker PC, Dykes PW, Keighley MRB (1985) Prediction of mortality at endoscopy in bleeding peptic ulcer disease. Endoscopy 17: 173–174
11. Brearley S, Hawker PC, Dykes PW, Keighley MRB (1987) Per-endoscopic bipolar diathermy coagulation of visible vessels using a 3.2 mm probe – A randomised clinical trial. Endoscopy 19: 160–163
12. Buset M, Des Mares B, Vandermeeren A, Baize M, Cremer M (1988) Laser therapy for non bleeding visible vessels in peptiv ulcer haemorrhage. Endoscopy 20: 25
13. Chalmers TC, Zamcheck N, Curtins GW, White FW (1952) Fatal gastrointestinal hemorrhage: clinicopathologic correlations in 101 patients. Am J Clin Pathol 22: 634–645
14. Chang-Chien CS, Wu CS, Chen PC et al. (1988) Different implications of stigmata of recent hemorrhage in gastric and duodenal ulcers. Dig Dis Sci 33: 400–404
15. Clason AE, Macleod DAD, Elton RA (1986) Clinical factors in the prediction of further haemorrhage or mortality in acute upper gastrointestinal haemorrhage. Br J Surg 73: 985–987
16. Consensus conference (1989) Therapeutic endoscopy and bleeding ulcers. Jama 262: 1369–1372
17. Cook DJ, Guyatt GH, Salena BJ, Laine LA (1992) Endoscopic therapy for acute nonvariceal upper gastrointestinal hemorrhage: A meta-analysis. Gastroenterology 102: 139–148
18. Cruveilhier J (1829) Anatomie pathologique du corps humain. Balliere, Paris
19. Cutler JA, Mendehoff AI (1981) Upper gastrointestinal bleeding: nature and magnitude of the problem in the U.S. Dig Dis Sci 26 (Suppl): 90–96

20. Dieulafoy G (1898) Exulceratio simplex. L'intervention chirurgicale dans les hematemeses foudrouyantes consecutives a l'exulceration simplex de l'estomacx. Bull Acad Med 393: 49–84
21. Eidus LB, Rasuli P, Manion D, Heringer R (1990) Caliber persistent artery of the stomach (Dieulafoy's vascular malformation). Gastroenterology 99: 1507–1510
22. Forrest JAN, Finlayson NDC, Shearman DJC (1974) Endoscopy in gastrointestinal bleeding. Lancet II: 394–397
23. Freitas D, Donato A, Monteiro JG (1985) Control trial of liquid monopolar electrocoagulation in bleeding peptic ulcers. Am J Gastroenterol 80: 853–857
24. Fullarton GM, Birnie GG, Mac Donald A, Murray WR (1988) Controlled study of heater probe in bleeding peptic ulcers. Gut 29: A 701
25. Fullarton GM, Murray WR (1990) Prediction of rebleeding in peptic ulcers by visual stigmata and endoscopic doppler ultrasound criteria. Endoscopy 22: 68–71
26. Gallard T (1884) Aneurysmes miliaires de l'estomac, donnant lieu a des hematemeses montelles. Bull Soc Med Paris 1: 84
27. Garrigues-Gil V, Ciamp SE, Morgan AG, Ohmann C, De Dombai FT (1988) Do the stigmata of recent haemorrhage have additional prognostic value in patients with bleeding duodenal ulcer? Scand J Gastroenterol 23 (Suppl): 59–62
28. Griffiths WJ, Neumann DA, Welsh JD (1979) The visible vessel as an indicator of uncontrolled or recurrent gastrointestinal hemorrhage. N Engl J Med 300: 1411–1413
29. Gutzeit K, Tietge H (1933) Die Gastroskopie. Urban & Schwarzenberg, Berlin Wien, S 131
30. Hauser G (1926) Die peptischen Schädigungen des Magens, Duodenums und der Speiseröhre und das peptische postoperative Jejunalgeschwür. In: Henke-Lurbarsch (Hrsg) Handbuch der speziellen pathologischen Anatomie und Histologie. Springer, Berlin
31. Heldwein W, Lehnert P, Martinoff S, Loeschke K (1988) Local epinephrine injection improves the therapeutic effect of Nd YAG laser treatment of arterial peptic ulcer bleeding. Endoscopy 20: 2–4
32. Hunt PS, Francis JK, Hanky J, Hillman H, Korman MG, McLeish J, Marshall R, Schmidt G (1983) Reduction in mortality from upper gastrointestinal haemorrhage. Med J Aust 2: 552–555

33. Hunt PS (1987) Bleeding Gastroduodenal ulcers: Selection of patients for surgery. World J Surg 11: 289–294
34. Johnston JH (1984) The sentinel clot and the invisible vessel: pathologic anatomy of a bleeding ulcer. Gastrointest Endosc 30: 313–314
35. Johnston JH (1986) The sentinel clot/visible revisited. Gastrointest Endosc 32: 238–239
36. Jones FA (1952) Modern trends in gastroenterology. Butterworth, London
37. Jones FA (1956) Haematemesis – and melaena. Gastroenterology 30: 166–190
38. Juler GL, Labitzke HG, Lamb R, Allen R (1984) The pathogenesis of Dieulafoy's gastric erosion. Am J Gastroenterol 79: 195–199
39. Krejs GJ, Little KH, Westergaard H, Hamilton JK, Spady DK, Polter DE (1987) Laser photocoagulation for the treatment of acute peptic-ulcer bleeding. N Engl J Med 316: 1618–1621
40. Laine L (1988) Multipolar electrocoagulation (MPEC) for the treatment of ulcers with non-bleeding visible vessels (VV): A prospective, controlled trial. Gastroenterology 94: A 136
41. Laurence BH, Cotton PB (1987) Bleeding gastroduodenal ulcers nonoperative treatment. World J Surg 11: 295–303
42. Lin HJ, Tsai YT, Lee SD, Lai KH, Lee CH (1988) Heat probe therapy for severe hemorrhage from a peptic ulcer with a visible vessel. Endoscopy 20: 131–133
43. Linder MM, Petermann Ch, Arens B (1985) Standardisierte Ulcus-Chirurgie. Dtsch Med Wochenschr 110: 719–720
44. Lunde OC, Kvernebo K (1988) Gastric blood flow in patients with gastric ulcer measured by endoscopic laser doppler flowmetry. Scand J Gastroenterol 23: 546–550
45. Mac Leod IA, Mills PR (1982) Factors identifying the probability of further haemorrhage after acute upper gastrointestinal haemorrhage. Br J Surg 69: 256–268
46. Mac Leod IA, Mills PR, Mac Kenzie JF, Joffe SN, Russel RI, Carter DC (1983) Neodymium yttrium aluminium garnet laser photocoagulation for major haemorrhage form peptic ulcers and single vessels: a single blind controlled study. Br Med J 286: 345–348
47. Metthewson K, Pugh S, Northfield TC (1988) Which peptic ulcer patients bleed? Gut 29: 70–74

48. Moreto H, Zaballa M, Ibaner S, Setien F, Figa M (1987) Efficacy of monopolar electrocoagulation in the treatment of bleeding gastric ulcer. A controlled trial. Endoscopy 19: 54–56
49. Morgan AG, Clamp SE (1988) OMGE International Upper Gastrointestinal Bleeding Survey 1978–1986. Scand J Gastroenterol 23 (Suppl): 51–58
50. Murray WP (1989) Surgery for bleeding peptic ulceration. G.I. Report Vol 4: No 1
51. O'Brien JD, Day SJ, Burnham WR (1986) Controlled trial of small bipolar probe in bleeding peptic ulcers. Lancet I: 464–467
52. O'Connor KW, Robinson M, Boyce G et al. (1992) The role of endoscopy in the management of non-variceal acute upper gastrointestinal bleeding. Gastrointest Endosc 38: 760–764
53. Osborn GR (1954) The pathology of gastric arteries, with special reverence to fatal haemorrhage from peptic ulcer. Br J Surg 41: 585–594
54. Panes J, Forne M, Marco C, Viver J, Olivares EG, Garan J (1987) Controlled trial of endoscopic sclerosis in bleeding peptic ulcers. Lancet II: 1292–1294
55. Papp JF (1982) Endoscopic electrocoagulation in the management of upper gastrointestinal tract bleeding. Surg Clin North Am 62: 797–806
56. Pedersen J (1949) Lethality rate of hematemesis and melena treated non-operatively (Meulengracht's regimen) and criteria for surgical intervention in bleeding peptic ulcer. Gastroenterology 12: 597–616
57. Peitsch W, Lange W, Schauer A (1987) Die Exulceratio simplex Dieulafoy. Dtsch Med Wochenschr 112: 1940–1942
58. Pimpl W, Boeckl O, Waclawiczek HW, Heinerman M (1987) Estimation of the morality rate of patients with severe gastroduodenal hemorrhage with the aid of a new scoring system. Endoscopy 19: 101–106
59. Pitcher JL (1990) Therapeutic endoscopy and bleeding ulcers: historical overview. Gastrointest Endosc 36: 52–57
60. Pointner R, Schwab G, Königsrainer A, Dietze O (1988) Endoscopic treatment of Dieulafoy's disease. Gastroenterology 94: 563–566
61. Reilly HF, AL-Kawas FH (1991) Dieulafoy's Lesion. Diagnosis and management. Dig Dis Sci 36: 1702–1707
62. Rothmund M, Pitsch WJ, Schicketanz KH (1983) Hospitalisations- und Operationsfrequenz wegen

Ulkuskrankheit 1970–1981. Dtsch Med Wochenschr 108: 891–895

63. Rumpf P, Hoffmann E, Jacobs G, Kremer K (1973) Operationsindikationen bei der akuten massiven Gastrointestinalblutung mit besonderer Berücksichtigung der Magen-Douodenalblutung: Zentralbl Chir 98: 1531–1539
64. Rutgeerts P, Vantrappen G, Broeckaert L, Janssen J, Coremans G, Geboes K, Schurmans P (1982) Controlled trial of YAG laser treatment of upper digestive hemorrhage. Gastroenterology 83: 410–416
65. Rutgeerts P, Broeckaert L, Janssens J, Vantrappen G, Coremans G, Hiele M (1989) Comparison of endoscopic polidocanol injection and YAG laser therapy for bleeding peptic ulcers. Lancet I: 1164–1166
66. Schindler R (1937) Gastroscopy. The University of Chicago Pren, Chicago/Illinois
67. Schmitt W, Lux G (1986) Stellenwert der Doppler-Endoskopie bei Ösophagusvarizen und der Ulcus pepticum-Blutung. Leber Magen Darm 5: 293–298
68. Silverstein FE, Deltenre M, Tytgat G, Martin RW, Lesterhuis W, Burette A, Gilbert DA (1985) An endoscopic doppler probe: preliminary clinical evaluation. Ultrasound Med Biol 11: 347–353
69. Soehendra N, Werner B (1976) New technique for endoscopic treatment of bleeding gastric ulcer. Endoscopy 8: 85–87
70. Soehendra N, Herr K de, Grimm H (1984) Injektionsmethoden zur endoskopischen Blutstillung im Gastrointestinaltrakt. Verdauungskrankheiten 2: 16–20
71. Somerville K, Faulkner G, Langman M (1986) Non-Steroidal anti-inflammatory drugs and bleeding peptic ulcer. Lancet I: 462–464
72. Spang K (1947) Das Altersulkus des Magens und Zwölffingerdarms. Klinik und Pathogenese. Dtsch Med Wochenschr 72: 605–610
73. Stark ME, Gostout CJ, Balm RK (1992) Clinical features and endoscopic management of Dieulafoy's disease. Gastrointest Endosc 38: 545–550
74. Staubestand J (1976) Beobachtungen an stillgelegten Arterien. Verh Anat Ges 70: 715–721
75. Storey DW, Bown SG, Swain CP, Salmon SR, Kirkham JS, Northfield TC (1981) Endoscopic prediction of recurrent bleeding in peptic ulcers. N Engl J Med 305: 915–916
76. Swain CP, Brown SG, Storey DW, Kirkham JS, Northfield TC, Salmon PR (1981) Controlled trial of argon

laser photocoagulation in bleeding peptic ulcers. Lancet II: 1313–1316
77. Swain CP, Salmon PR, Kirkham JS, Bown SG, Northfield TC (1986) Controlled trial of Nd-YAG laser photocoagulation in bleeding ulcers. Lancet I: 1113–1117
78. Swain CP, Storey DW, Bown SG et al. (1986) Nature of the bleeding vessel in recurrently bleeding gastric ulcers. Gastroenterology 90: 595–608
79. Vallon AG, Cotton PB, Laurence BH, Armengol Miro JR, Salord Oses JC (1981) Randomised trial of endoscopic argon laser photocoagulation in bleeding peptic ulcers. Gut 22: 228–233
80. Wanke M (1963) Zur Frage des sogenannten Altersculcus. Langenbecks Arch Klin Chir 303: 94–110
81. Wara P, Berg V, Amdrup E (1983) Factors influencing mortality in patients with bleeding ulcer - Reviews of 7 years experience preceding therapeutic endoscopy. Acta Chir Scand 149: 775–785
82. Wara P (1985) Endoscopic prediction of major rebleeding - A prospective study of stigmata of hemorrhage in bleeding ulcer. Gastroenterology 88: 1209–1214
83. Wirtz HJ, Fuchs KH, Bauer E, Hamelmann H (1984) Operation oder konservative Therapie? Neue Gesichtspunkte durch weitere Differenzierung des notfallendoskopischen Befundes bei Blutungen gastroduodenaler Ulcera. Chirurg 55: 444–447
84. Zahner J, Schneider W (1994) Das Münchhausen-Syndrom. Dtsch Med Wochenschr 119: 192–195

Kapitel 3: Varizen des Gastrointestinaltraktes

1. Feretis C, Tabakopoulos D, Benakis P, Xenofontos M, Golematis B (1990) Endoscopic hemostatis of esophageal and gastric variceal bleeding with histoacryl. Endoscopy 22: 282–284
2. Kurtz W, Classen M (1984) Messung des Blutflusses in Ösophagusvarizen mit einem endoskopischen Ultraschall-Doppler. Dtsch Med Wochenschr 10: 821–824
3. Labenz J, Börsch G (1992) Blutende gastrale und duodenale Varizen: endoskopische Embolisation mit Gewebekleber. Dtsch Med Wochenschr 117: 1274–1277
4. Mc Cormack T, Martin T, Smallwood RH, Robinson P, Walton L, Johnson AG (1983) Doppler Ultrasound probe for assessment of blood-flow in oesophageal varices. Lancet I: 677–678

5. Mc Cormack T, Rose JD, Smith PM, Johnson AG (1983) Perforating veins and blood flow in oesophageal varices. Lancet I: 1442–1444
6. Schmitt W, Lux G (1986) Stellenwert der Doppler-Endoskopie bei Öspphagusvarizen und der Ulcus pepticum-Blutung. Leber Magen Darm 5: 293–298
7. Silverstein FE, Deltenre M, Tytgat G, Martin RW, Lesterhuis W, Burette A, Gilbert DA (1985) An endoscopic doppler probe: preliminary clinical evaluation. Ultrasound Med Biol 11: 347–353
8. Soehendra N, Nam VC, Grimm H, Kempeneers I (1986) Endoscopic obliteration of large esophagogastric varices with bucrylate. Endoscopy 18: 25–26
9. Tytgat G, Lesterhuis W, Deltenre M, Gilbert D, Martin R, Silverstein F (1983) The endoscopic doppler probe: Preliminary report of use during Sclerotherapy. Gastrointest Endosc 29: 182

Kapitel 4: Angiodysplasien

1. Boley SJ, Brandt LJ, Frank MS (1981) Severe Lower intestinal bleeding. Diagnosis and treatment. Clin Gastroenterol 10: 65–91
2. Fenoglio-Preiser CM, Pascal RR, Perzin KH (eds) (1990) Tumors of the intestines. Published by the Armed Forces Institut of Pathology, Washington D.C.
3. Foutch PG (1993) Angiodysplasia of the gastrointestinal tract. Am J Gastroenterol 88: 807–818
4. Fowler DL, Fortin D, Wood WG, Pinkerton JA, Koontz PG (1979) Intestinal vascular malformations. Surgery 86: 377–385
5. Moore JD, Thompson NW, Appleman HD, Foley D (1976) Arteriovenous malformations of the gastrointestinal tract. Arch Surg 111: 381–388
6. Ottenjann R, Weingart J, Kühner W, Frimberger E (1984) Kolorektale Angiodysplasien (vaskuläre Ektasien). Dtsch Med Wochenschr 109: 1549–1552
7. Rutgeerts P, Van Gompel F, Geboes K, Vantrappen G, Broeckaert I, Coremans G (1985) Long term results of treatment of vascular malformations of the gastrointestinal tract by Neodymium Yag laser photocoagulation. Gut 26: 586–593
8. Van Gompel A, Rutgeerts P, Agg HO, Geboes K, Coremans G, Vantrappen G, Agg HO (1984) Gefäßmißbildungen des Kolons. Colo Proctol 2: 247–253

Kapitel 5: Endoskopische Polypektomie

1. Chung SCS, Leung FW, Leung JC (1984) Is vasoconstriction the mechanism of hemostasis in bleeding ulcers injected with epinephrine? A study using reflectance spectrophotometry. Gastroinest Endosc 34: 174
2. Frühmorgen P, Pfähler A (1990) Komplikationen bei 39397 endoskopischen Untersuchungen - eine 7jährige prospektive Dokumentation über Art und Häufigkeit. Leber Magen Darm 8: 20-32
3. Guth PH, Smith E (1974) Vasoactive agents and the gastric microcirculation. Microvasc Res 8: 125-131
4. Hermann B (1985) Komplikationen in der Endoskopie nach diagnostischen und therapeutischen Eingriffen. Med Dissertation, Universität Mannheim
5. Rogers BHG, Silvis SE, Nebel OT, Sugawa C, Mandelstam P (1975) Complications of flexible fiberoptic colonoscopy and polypectomy. Gastrointest Endosc 2: 73
6. Soehendra N, Dohmoto M, Egmann B (1985) Endoskopische Injektionsbehandlung. Dtsch Med Wochenschr 15: 241-246
7. Weiner N (1980) Norphenephrine, epinephrine and sympathomimetic amines. In: Goodman L, Gilman A (eds). The pharmacological basis of therapeutics. Macmillan, New York
8. Wirtz HJ, Fuchs KH, Schaube H (1985) Komplikationen der endoskopischen Therapie im oberen Gastrointestinaltrakt. In: Richter H (Hrsg). Chirurgische Endoskopie. Komplikationen bei Diagnostik und Therapie. Urban & Schwarzenberg, München Wien Baltimore

Kapitel 6: Endoskopische Papillotomie

1. Deltenre M, De Reuck M, Silverstein FE, Martin RW, Burette A, Gilbert DA (1984) Systeme Doppler adapte a l'endoscopie digestive. Acta gastroent Belg 47: 3-10
2. Martin RW, Gilbert Da, Silverstein FE (1983) The endoscopic doppler probe: A new instrument for the study of intestinal vascular flow. Gastroenterology 84: 1242
3. Martin RW, Gilbert DA, Silverstein FE, Deltenre M, Tytgat G, Gange RK, Myers J (1985) An endoscopic doppler probe for assessing intestinal vasculature. Ultrasound Med Biol 11: 61-69

4. Neuhaus H, Hagenmüller F, Lauer R, Classen M (1991) A prospective randomized trial of the influence of suprapapillary doppler ultrasound on endoscopic papillotomy. Gastrointest Endosc 37: 253

Kapitel 7: Weitere mögliche Indikationen

1. Grimm-Eckardt A, Deiniger HK, Kahne H von (1989) Familiärer Morbus Osler mit Lungenbeteiligung. Fortsch Röntgenstr 150: 687–690
2. Jaspersen D (1991) Die proktoskopische Doppler-Sonographie bei der Hämorrhoidal-Blutung – Gefäßdiagnostik und Therapiekontrolle. Leber Magen Darm 10: 272–276

Kapitel 8: Schlußfolgerungen

1. Chung, SCS, Leung JWC, Leong HT, Lo KK, Li AKC (1993) Adding a sclerosant to endoscopic epinephrine injection in actively bleeding ulcers: a randomized trial. Gastrointest Endosc 39: 611–615
2. Freeman ML, Cass OW, Peine CJ, Onstad GR (1993) The non-bleeding visible vessel versus the sentinel clot: natural history and risk of rebleeding. Gastrointest Endosc 39: 359–366
3. Johnston JH (1984) The sentinel clot and the invisible vessel: pathologic anatomy of a bleeding ulcer. Gastrointest Endosc 30, 313–314
4. Lai KH, Peng SN, Guo WS et al. (1994) Endoscopic injection for the treatment of bleeding ulcers: Local tamponade or drug effect? Endoscopy 26: 338–341
5. Lin HJ, Perng CL, Lee FY, Chan CY et al. (1993) Endoscopic injection for the arrest of peptic ulcer hemorrhage: final results of a prospective, randomized comparative trial. Gastrointest Endosc 39: 15–19
6. Swain CP, Storey DW, Bown SG et al. (1986) Nature of the bleeding vessel in recurrently bleeding gastric ulcers. Gastroenterology 90: 595–608
7. Villanueva C, Balanzo J, Torras X, Soriano G, Sainz S, Vilardell F (1994) Value of second-look endoscopy after injection therapy for bleeding peptic ulcer: a prospective and randomized trial. Gastrointest Endosc 40: 34–39